本书出版得到成都医学院学术著作出版基金资助

"健康中国"战略下健康文化多维研究

主　编／易雪媛
副主编／吕茜倩　张沁兰
编　委／罗　雪　李　文　张　容
　　　　刘晓东　秦　花　郑微唯
　　　　童　燕

U0251934

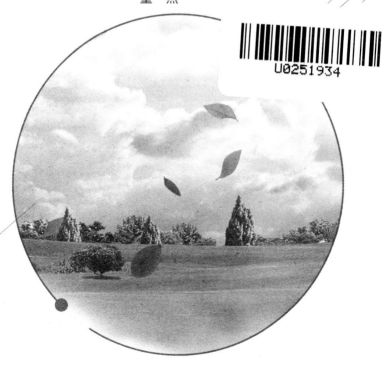

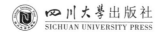四川大学出版社
SICHUAN UNIVERSITY PRESS

项目策划：梁　平
责任编辑：王　静
责任校对：罗永平
封面设计：璞信文化
责任印制：王　炜

图书在版编目（CIP）数据

"健康中国"战略下健康文化多维研究 / 易雪媛主
编 . — 成都：四川大学出版社，2021.9
　　ISBN 978-7-5690-4838-4

　　Ⅰ . ①健… Ⅱ . ①易… Ⅲ . ①健康教育－文化研究
Ⅳ . ① R193

中国版本图书馆 CIP 数据核字（2021）第 144681 号

书名　　"健康中国"战略下健康文化多维研究

主　　编	易雪媛
出　　版	四川大学出版社
地　　址	成都市一环路南一段 24 号（610065）
发　　行	四川大学出版社
书　　号	ISBN 978-7-5690-4838-4
印前制作	四川胜翔数码印务设计有限公司
印　　刷	郫县犀浦印刷厂
成品尺寸	148mm×210mm
印　　张	5.75
字　　数	157 千字
版　　次	2022 年 1 月第 1 版
印　　次	2022 年 1 月第 1 次印刷
定　　价	48.00 元

四川大学出版社
微信公众号

前　言

　　健康是促进人的全面发展的必然要求，是经济社会发展的基础条件，是民族昌盛和国家富强的重要标志，也是广大人民群众的共同追求。2016 年，中共中央、国务院印发了《"健康中国 2030"规划纲要》，为健康中国的未来发展提供了纲领。习近平总书记在十九大报告中也明确提出"实施健康中国战略"，强调人民健康是民族昌盛和国家富强的重要标志。党的十九大精神对文化自信大力倡导，指出推动文化繁荣是社会文化发展的重要任务。健康文化不仅是社会文化的重要组成，也是人民健康生活的重要保障和强大助力。因此，倡导健康生活方式、提升健康素养、普及健康文化是推进"健康中国"实施的重要举措。

　　本书基于全面推进"健康中国"战略理念，从健康文化历史渊源出发，剖析健康文化与传统文化、现代社会的关系，把握传承与发展两条主线，从多维度进行健康文化推广研究，开展健康文化创新构想，在"以治病为中心到以人民健康为中心"的新时代健康理念背景下，提出健康文化普及的理论设计。希望本书提出的观点，能对未来健康文化推广产生有益影响，助力健康知识传播与健康服务覆盖大众。

　　本书共四章：第一章概述健康文化概念，并从全球医学体系视角梳理健康文化起源；第二章从中国古代学术思想、中国古典文学、风俗文化等方面阐述健康文化与传统文化的关系；第三章介绍健康文化与现代社会，提出社区与校园场景下的健康文化推广；第四章内容为健康文化与创新发展，提出了健康文化"7S"

1

模型，介绍健康文化推广策略和实践方法，并对健康文化发展趋势进行展望。

易雪媛主要负责完成第一章、第二章第一、三节、第三章和第四章第一、二节内容，并进行统稿。吕茜倩负责完成第二章第二、四节，第四章第四节内容。张沁兰负责完成第四章第三、五节内容。罗雪、李文、张容、刘晓东、秦花、郑微唯、童燕辅助编写与校对。

本书为四川省基层卫生事业发展中心项目"基于 7S 模型的健康文化创新及评价研究"（SWFZ18－C－1）成果之一，在编写过程中得到了成都医学院图书馆王伦安教授、刘萍教授、李勇文研究馆员和成都医学院第一附属医院同仁的支持与帮助。四川大学出版社为本书的审稿、出版提供了帮助。在此向各位参编人员、被引文献作者等表示衷心的感谢！

限于编者的知识与水平，书中错漏与不足在所难免，望各位专家与读者批评指正，提出宝贵意见！

目　录

第一章 概 论

第一节 健康与文化

一、健康的概念与内涵

健康是人类的永恒追求之一，是人类的基本需求和权利，也是促进人的全面发展、追求美好生活的必然要求。古往今来，健康是大家的共同追求。古希腊哲学家赫拉克利特就将健康视为人类智慧、文化、理论、财富、知识的基础。健康不仅与个人生活息息相关，更是社会发展过程中最重要的资源，是经济发展的重要保证、社会进步的重要标志、民族兴旺的基础条件。健康不仅是个体关心的因素，也是整个社会关注的重点领域。

（一）健康概念的历史演进

在自然条件和生存环境极其恶劣的远古时代，生产力水平较低，人类对世界的认识还处于较低级阶段，对于生、老、病、死等生物现象认为是上天和神灵所赐，把疾病与鬼神等联系到一起，形成了唯心的、模糊的、笼统的健康观。

18世纪下半叶至19世纪初，随着生物医学发展，人类开始对疾病的原因有了一定的了解，并认识到生物因素可导致疾病。不少学者提出健康就是没有疾病，疾病就是健康受损，即"健康即无病"，这种认识被称为消极的健康观，也叫生物医学模式的健康观。这种认识反映了健康与疾病是相互排斥的，即健康的人不会有病，有了病就是不健康。[①]

20世纪中叶，随着科学技术的突飞猛进，面对激烈的社会竞争和多变的生态环境，人类的身心所承受的压力越来越大，很多学者开始以多元化的视角认识健康。把单一的生理健康发展到生理、心理、社会三维概念，丰富和发展了健康的内涵。20世纪80年代末，世界卫生组织（World Health Organization, WHO）结合现代社会特点，将"道德健康"纳入健康概念之中，提出了21世纪的四维健康概念。由此，健康的概念随着时代发展，被赋予了更多的含义。全面的健康不仅仅是指躯体健康，还包括心理、社会适应、道德品质等方面的相互依存、相互促进、有机结合。

综合来说，健康不仅仅是指没有疾病或身体不虚弱的状态，还包括心理、社会适应能力和道德修养等方面的状态。随着研究的深入，健康概念已在生物医学模式基础上发展演变为在"生物－心理－社会"模式下的多维概念。对健康内涵的自然属性认识拓宽到社会属性认识，对人类疾病防控、健康保健及制定卫生政策等方面都产生着深刻影响。

（二）影响健康的因素

影响健康的因素自古就是学者研究的热点，从古至今有各种学说，希望能解析人类健康的奥秘，帮助人类有效预防和治疗疾病。现代社会对影响健康的因素已有科学的认识，世界卫生组织提出影响个人健康和寿命有生物学因素、环境因素、行为与生活方式、卫生保健设施四大因素。

---

① 邹宇华、王柳行：《社会医学》，科学出版社，2016年，第27~28页。

1. 生物学因素

生物学因素包括病原微生物、遗传、生长发育、衰老、个人生物学特征（包括年龄、性别、形态和健康状况等）。20世纪初，人们称引起传染病和感染性疾病的病原微生物为生物性致病因素。

2. 环境因素

环境因素包括自然环境与社会环境及与之密切相关的生活环境。人类是自然环境进化到一定程度的必然产物。环境造就了人类，人类为了更好地适应环境也在不断利用及改善环境，但在这一过程中也带来了一系列对健康产生负面影响的因素。社会环境中人际关系、工作氛围、工作生活压力、生活圈等对个体心理和身体均有不同程度的影响，良好的社会环境会有助于个人的身心健康，反之则会对健康造成负面影响。

3. 行为与生活方式

行为与生活方式因素是指由于人们自身的不良行为和生活方式给个人、群体乃至社会健康带来直接或间接的危害，它对健康的影响具有潜袭性、累积性和广泛性的特点。大量流行病学研究表明，人类的行为与生活方式与大多数慢性非传染性疾病的关系极为密切，改善行为可有效控制这些疾病的发生发展；感染性疾病、意外伤害和职业危害的预防、控制也与行为密切相关。

4. 卫生保健设施

卫生服务的范围、设施情况等直接关系到人们在社会中的健康问题。随着经济社会的发展，卫生保健设施的日益完善，人们的健康保障基本得到落实，卫生服务的提供与利用对人的健康具有重要的促进作用。

上述四个方面的影响因素相互依存，共同影响着人的生命健康。总的来说，一个国家人们的健康水平，会受国家的经济和卫生事业发展的影响，同时还取决于个人的受教育程度和道德修养水平。

（三）生物－心理－社会医学模式下的健康观

1. 医学模式

医学模式是在医学实践的基础上产生的，是人类在与疾病抗争和认识自身生命过程中的无数实践中得出的对健康观和疾病观等重要医学观念的本质概括。[①] 医学模式属于自然辩证法领域，是以医学为研究对象的自然观和方法论，即人们按照唯物论和辩证法的观点和方法观察、分析和处理有关人类健康、疾病和死亡的问题，是对健康和疾病现象的科学观。这种高度概括、抽象的思想观念和思维方法既表现了医学的总体结构特征，又是指导医学实践的基本观点。[②] 由于医学包括认识和实践两个方面，所以医学模式也就包括医学认知模型和医学行为模式。

2. 医学模式的演变

伴随着科学技术的进步，医学模式的历史演变大致经历了经验医学时代、实验医学时代和目前的现代医学（整体医学）时代等不同阶段（图1-1）。它包括神灵主义医学模式、自然哲学医学模式、机械论医学模式、生物医学模式、生物－心理－社会医学模式（也称现代医学模式）[③]。

---

① 邹宇华、王柳行：《社会医学》，科学出版社，2016年，第15页。
② 邹宇华、王柳行：《社会医学》，科学出版社，2016年，第15页。
③ 邹宇华、王柳行：《社会医学》，科学出版社，2016年，第16页。

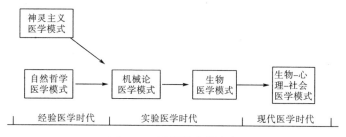

图 1-1 医学模式的演变

神灵主义医学模式。大约在公元前 1000 年之前，人们通过观察生命现象，探索健康和疾病的本质。但受生产力水平的限制，人们认为是神灵赐予了人生命和健康，疾病和灾祸是天谴神罚的结果。预防和治疗疾病主要依赖求神问卜，用巫术等方式驱赶病痛。

自然哲学医学模式。大约在公元前 1000 年到公元 1300 年，人类开始对宏观世界和宇宙万物有了粗浅的理论概括，产生了朴素唯物论和自然辩证法认识论，推动了古代医学的建立和发展，影响着当时人们对健康和疾病的认识。古希腊伯里克利时代的医师、西方医学奠基人希波克拉底及其学派主张四体液学说，认为人体的黏液、血液、黄胆汁、黑胆汁和自然界中万物之源的水、火、土、气的元素相应。其数量、比例的变化决定了人的健康、疾病和性格，而先天、环境和营养失调等因素是引起体液失衡的主要原因。

机械论医学模式。14—16 世纪的文艺复兴运动，是一场发生在欧洲的思想文化运动，提出以人为中心而不是以神为中心，倡导对自然的研究采用实验、归纳和数学的方法，反对愚昧迷信的神学思想、唯心主义的生命观和医学观，认为人是现实生活的创造者和主人，推动医学进入实验医学时代。

生物医学模式。18 世纪下半叶到 19 世纪初，英国发起的第一次工业革命的浪潮推动了生物科学的进步。19 世纪 40 年代霍乱、伤寒大流行，促使法国化学家巴斯德（Pasteur，1822—1895）和德国微生物学家科赫（Koch，1843—1910）等学者开始了细菌学的开拓性研究，奠定了疾病的细菌学病因理论。[①] 但随着社会的发展，疾病谱与死因谱受到社会心理、行为方式等多种因素影响，生物医学模式无法完全解释包括慢性非传染性疾病（心脑血管疾病、恶性肿瘤、呼吸系统疾病等）和传染性疾病（艾滋病、性传播疾病、结核病等）的发生和发展。

生物－心理－社会医学模式。自 20 世纪 70 年代以来，人类疾病谱随着城市化和工业化的进程、环境问题日益突出、人们生活节奏和行为方式的改变而不断变化。同时随着人们健康需求的多样化，为提高健康生活品质，这就对医疗卫生服务范围有了更高的要求，从治疗服务延伸到社会服务。1977 年美国罗彻斯特大学精神病和内科学教授恩格尔提出，应该用生物－心理－社会医学模式（图 1－2）[②] 取代生物医学模式。他认为生物医学模式关注导致疾病的生物化学因素，而忽略了社会、心理的维度，这是一个简化的、近似的观点。对健康和疾病的认知不应仅包括对疾病的生理（生物医学）解释，还应包括患者（心理因素）、患者所处的环境（自然因素、社会因素）和帮助治疗疾病的医疗保健体系。

---

① 李鲁：《社会医学》（第 5 版），人民卫生出版社，2017 年，第 15 页。

② 王素珍：《社会医学》，中国中医药出版社，2017 年，第 26 页。

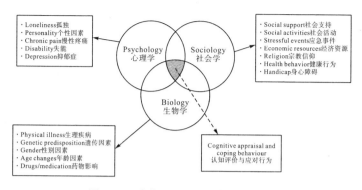

图 1-2 生物-心理-社会医学模式

3. 生物-心理-社会医学模式下的健康观

随着医学和社会经济的发展，人们在一定医学模式基础上对健康与疾病的本质性认识即为健康观。它是随着医学模式的演变而不断改变的。

一是消极健康观。"没有病就是健康"被称为消极健康观，也是生物医学模式的健康观。20 世纪 30 年代，人们普遍认为健康就是没有症状。当人患了疾病，便失去了健康，而治愈后又重新获得了健康。这种认识将健康与疾病对立起来，并认为健康的人不会有病，有了病的人就不健康。

二是积极健康观。随着社会和医学科学技术的发展，人们对健康的认识也发生了变化，提出了健康与疾病是共存的观念。人们认为疾病与健康是相互共存的，是在同一个体中的动态过程。身体健康的人不排除含有疾病成分，患者也含有健康成分，不存在绝对的健康。

三是健康是生理、心理、社会适应性和道德的完好状态。1989 年世界卫生组织重新定义了健康的概念，即健康不仅是没有疾病,而且包括躯体健康、心理健康、社会适应良好和道德健康。[①] 这个新的健康概念内涵反映了健康的标准从低层次的生理健全扩大到心理、社会的层面上,是生物-心理-社会医学模式应具备的健康观。

二、文化的概念与内涵

文化是一种人类社会现象,已经渗透到人类社会的各个领域,对整个社会的运行产生了深刻的影响。文化通过人群及自然环境影响健康和疾病,个体层面健康与疾病治疗方案的选择也受到文化差异、社会制度、政治体制等社会文化因素的影响。因此,文化的概念是理解健康和医学的基础。

(一) 文化概念的解读

文化是一个众说纷纭的概念。迄今为止国内外学术界为之所下定义有 400 多种。世界各国各地关于"文化"定义众说纷纭、各执一词。究其原因,一方面是文化涉及面广,因多维视野文化理论的争鸣与发展,形成了研究者不同的视角和研究范围;另一方面因语源学导致歧义,致使人们对其诠释不尽相同。

欧美学者对文化的定义往往从社会中人类思维与行为规律出发,将文化视为人类活动的产物。人类学家格尔茨(Clifford Geertz)认为文化是基于文化学习与象征的一些概念。人类学家怀特(Leslie White)认为文化是一种象征过程,由工具、装备、服装、风俗习惯、制度、仪式、艺术作品、语言等构成。

中国对文化的解读也由来已久,商代甲骨文中,"文"字像

---

① 黄钢:《中国城市健康生活报告》,社会科学文献出版社,2020 年,第 14 页。

身上有花纹的人形；"化"字则犹如一正一倒的人形，有变化的含义。"文"与"化"并联使用，较早见于战国末年的《周易·贲卦·象传》："（刚柔交错）天文也。文明以止，人文也。观乎天文，以察时变；观乎人文，以化成天下。"[①] 西汉以后，"文"与"化"方合成一个词，如刘向《说苑·指武》："圣人之治天下也，先文德而后武力，凡武之兴，为不服也，文化不改，然后加诛。"[②]《辞海》对"文化"的解释是：①广义指人类在社会实践过程中所获得的物质、精神的生产能力和创造的物质、精神财富的总和。狭义指精神生产能力和精神产品，包括一切社会意识形式：自然科学、技术科学、社会意识形态。②泛指一般知识，包括语文知识。如"学文化"即指学习文字和求取一般知识。又如"文化水平"是指一个人的语文和知识程度。③中国古代封建王朝所施的文治和教化的总称。④考古学上指同一个历史时期的不依分布地点为转移的遗迹、遗物的综合体。同样的工具、用具，同样的制造技术等，是同一种文化的特征，如仰韶文化、龙山文化。[③]

从文化的定义来看有广义和狭义之分。广义的文化，是指人类在社会历史发展过程中所创造的社会物质财富和精神财富的总和[④]，包括物质文化、精神文化、制度文化、行为文化等；狭义的文化，特指人类所创造和积累的精神财富，包括价值观、知识、信仰、语言、制度、社会群体和组织、道德、规范、习俗等精神领域的东西，通常认为价值观是文化的核心所在。在本书中"文化"主要指的是其狭义的内涵。

---

① 陈江风：《中国文化概论》（第3版），南京大学出版社，2014年，第2页。

② 陈江风：《中国文化概论》（第3版），南京大学出版社，2014年，第2页。

③ 夏征农、陈至立：《辞海：第六版彩图本》，上海辞书出版社，2009年，第2379页。

④ 邹宇华、王柳行：《社会医学》，科学出版社，2016年，第85页。

（二）文化要素

文化要素也可以被理解为文化结构，即构成"文化"的主要内容。"文化"内涵的丰富性决定了其外延范围的广泛性。文化作为一种非实物的概念，具有抽象性与虚拟性。每个人、每个民族、每个地区对文化的理解都有差异，人类文化实践也千差万别，文化存在于人类社会生活的方方面面，可以说文化无处不在。

人们对文化基本结构和类别的划分，视不同学科和实际操作过程的需要而论。从文化自身的内在逻辑结构和层次上，或分为物质文化、精神文化两个层次，或分为物质文化、制度文化、精神文化三个层次，也有的学者分为物质文化、制度文化、行为文化、精神文化四个层次。[①] 除这些要素外，还有一个非常显见和重要的文化要素，即语言和符号。语言符号包括口头语和以书写符号文字形态出现的书面语，非语言符号包括图像、颜色、光亮、音乐等。语言符号不仅是人与人之间进行交流的工具，还是人类社会中重要的传播媒介之一。在人类的交往活动中，借助于语言和符号才能沟通、交流并创造文化，而文化的各个方面也要通过语言和符号才得以反映和传承。

（三）文化的特性

1. 文化的习得性

在人类的进化过程中衍生或创造文化，是人们后天学习获得的经验和知识。自然的存在物不叫文化。例如，母牛产奶并不能称作文化，但各地盛行的奶茶，例如蒙古奶茶就可以称为文化；

[①] 陈江风：《中国文化概论》（第 3 版），南京大学出版社，2014 年，第 3～4 页。

石头不是文化，但龙门石窟、乐山大佛、云冈石窟等都是文化；云、雨、风、星星都不是文化，但高山族求雨仪式、景颇族占卜祭风或朝鲜族民间盛行的七星祭祀则是独具特色的民族文化活动。

2．文化的共有性

文化是群体成员都能接受的信仰、价值观和行为准则，是使个体行为被集体接受的共同标准，个人的偏好不能成为文化。这种共享的文化背景有着巨大的影响力。

3．文化的传承性

文化是一定社会、一定时代的产物，每一代人都生长在一个特定的文化环境中，从上一代那里继承传统文化，又会根据自己的经验和需要对传统文化加以改造，在传统文化中注入新的内容，抛下那些不适时的部分。文化既是一份遗产，又是一个连续不断的积累和扬弃的过程。

4．文化的象征性

人类使用具有象征的符号形式来传承和发展文化。文化的象征性是社会发展的重要体现，是将某种物品和事件赋予某种特殊的意义，如图像（如图腾、旗帜）、肢体动作（如握手、吐舌）① 等。

5．文化的整合性

文化整合是指不同文化相互吸收、融化、调和而趋于一体化的过程。在一个国家或地区，随着人类的迁移，不同文化相互吸收、跨界融合，文化特征和模式趋于一体化。其文化内容和形式逐渐被整合为一种新的文化体系。

---

① 李鲁：《社会医学》（第5版），人民卫生出版社，2017年，第57~58页。

第二节　健康文化体系

一、健康文化的概念与内涵

文化是健康的基石，对健康和疾病的认识会受到患者和医生文化背景的影响，医患双方的文化差异可以明显地影响诊断和治疗过程。我们需要从文化的角度来改善和解决各种健康问题，健康文化由此而生。

健康文化同其他文化一样被认为是一种特殊的精神力量，在人们了解自然和与疾病斗争的过程中可以转化为物质力量，对个人和社会的发展具有重要意义。健康文化的根本目的是引导居民树立健康生活方式，并促进居民改变不良行为，从而提升居民健康素养和全民健康水平，推进"健康中国2030"建设。

（一）国外关于健康文化概念的研究进展

一百年前，美国和欧洲引入了"健康文化"。美国的健康文化包括应用于实际日常生活的知识和技能，将实用主义作为美国社会的理想特征。在德国，由格罗特扬（Grotjahn）和菲舍尔（Fischerg）两位学者在 20 世纪初提出了"卫生文化"（Hyginishe Kultur）的概念，阐述了文化发展和劳动生活间的重要性。日本学者藤泽俊之在1998年发表的《"健康文化"概念的形成及其特征》一文中指出，健康文化是随着社会的发展而发展起来的与健康有关的知识、经验、技能和规范的总体系统。加拿大安大略公共卫生协会（OPHA）分别在1989年和1993年都开展了"文化与健康"项目的研究。世界卫生组织认为健康文化是人们的一种认知能力和社会技能，是人们为了保持和增强自我健康而积极主动理解和运用健康信息的能力。有学者提出，文化对控制肥胖、高血压、糖尿病乃至未来全球健康具有重要影响，了解形成和培养健康行为和健康决策的文化背景至关重要。也有学者对波利尼西亚健康和疾病、文化信仰的各种文献进行了梳理，强调文化在健康环节中的重要性。但时至今日，健康文化的概念还未形成定论。

（二）国内关于健康文化概念的研究进展

国内学界对于健康文化的研究是从中医养生方面进行的。杨劼、卢祖洵等学者认为，健康文化是以协调人与自然和疾病斗争为核心的，在防治疾病、维护和增进健康的实践过程中所形成的精神成果与物质成果的总和。[①]《健康文化理论研究》课题组认为，健康文化指的是人们对健康的认知、观念、知识、制度等意识形态，以及与之相适应的行为方式。[②] 朱芮、吴婷婷、胡园等认为，健康文化是人类在协调自然与疾病的过程中所创造的文化，存在于人的整个生命历程中，是人类与疾病斗争过程中的智慧结晶，具有无形、约束、稳定和丰富的特点，且具有承载传递文明、规范人的行为、凝聚社会力量的作用。[③] 袁廿一等认为，所谓的"健康文化"，实际上指向一切有益于维持和促进人的生理、心理、道德、社会适应等多层面完好状态，囊括了健康相关的价值理念、知识技能、产品功能、服务方式、行为规范、组织

[①] 杨劼、卢祖洵：《健康的文化视角与健康文化的基本内涵》，《医学与社会》，2005年第18卷第1期，第19~20，23页。
[②] 《健康文化理论研究》课题组：《健康文化论》，《河北大学学报（哲学社会科学版）》，2015年第1期，第63~67页。
[③] 朱芮、吴婷婷、胡园等：《健康文化概念研究进展》，《保健医学研究与实践》，2019年第16卷第4期，第88~92页。

制度等各个层面的内容。① 虽然目前我国健康文化研究内容涉及面广，但并没有对健康文化做出明确的定义。

综合来说，健康文化是人类在同自然和疾病斗争的实践过程中，在防治疾病、维护和增进健康领域形成的精神财富和物质财富的总和。狭义的健康文化主要是指民族、国家或人类对健康问题的广泛共识，包括"共识"内容的多种文化表现形式。同文化的分类相似，健康文化同样也包括有形文化（有形的形式、手段）和无形文化（健康观念、健康意识）两大类别。②

二、不同文化的医学认知

英国曾针对南亚部分待产妇女进行了调查研究，其结果与卫生专业人士的想法不尽相同。一些没有做产前检查和健康筛查的产妇并非消极应对产前保健，而是因为她们缺乏选择权与知情权。相比之下，尼日利亚一项针对产妇产检的研究显示，这些孕妇之所以在孕中期和后期才进行产检，是因为在尼日利亚所有的临床护理都是治疗疾病所需，因此对正常的健康孕妇来说孕初产检并无意义。由此可知，文化背景不同对健康价值的认识会有极大差异，对同一医学行为的认识和诊断甚至可能得出相反结论。

（一）文化不同，人体观不同

由于所基于的文化传统与所使用的疾病概念框架不同，对人体健康和疾病的命名和阐释就会不一样。

中医的人体观是建立在整体观和朴素辨证观上的，基于阴阳

---

① 袁廿一、张东献、刘学军等：《新时代"健康文化"的概念建构及路径启示——以海南省"健康文化"建设为例》，《江汉大学学报（社会科学版）》，2019年第36卷第4期，第28～35，126页。

② 吴群红、徐飞：《医学人类学》，人民卫生出版社，2017年，第40页。

五行学说、天人合一观、五运六气学说、辨证论治等。中医认为人体各部分互有联系，不可分割；人和天地自然是统一整体，必须和自然界统一、和谐。中医认为治病就是调和阴阳，使人体在木、火、土、金、水五种物质构成的客观世界中达到"阴平阳秘"的健康状态。

西医的人体观按照结构功能统一论的指导思想，从器官—组织—分子—基因各个层次阐释人体的生理病理活动。它认为人体的一定结构必然表现出一定的功能活动，结构决定功能的特性。西医认为可以从结构认识器官的生理功能，又能从结构上的病变来测定功能的异常改变。结构论使西医在疾病诊断治疗上有明确的针对性，但也会导致局部论，忽视整体功能正常的全身性反应。

（二）文化不同，诊断观不同

中医诊断包括四诊和辨证两方面内容[1]，即主要通过望、闻、问、切来收集病人的症状、体征，再运用分析判断等思维活动，形成疾病的概念和推理。中医诊断是思辨哲学指导下的产物，以整体观为指导，在诊断时考虑人与自然的关系、体表与脏腑的联系，用比喻进行类推或用一般原理进行演绎。

西医临床诊断思维一般可分为搜集诊断资料、临床诊断、临床验证三个步骤。[2] 客观、全面、准确地搜集病人的相关资料，对其进行综合分析，从病理解剖、病理生理等角度进行解释和估量，最后把诊断结果放在临床实践中不断验证。西医诊断是唯科学主义的产物，尽可能地运用现代科学技术的成果和手段来循证其准确性。

---

[1]　张慰丰：《中西医文化的撞击》，南京出版社，2012年，第78页。

[2]　张慰丰：《中西医文化的撞击》，南京出版社，2012年，第75页。

（三）文化不同，治疗观不同

在"治未病"的着眼点上，中医以预防为主、防治结合、防中有治、治中有防[①]为原则，重视个体养生保健。中医是在长期的封建社会的历史背景下，在农耕经济影响下，着眼于个体的防治，具有东方民族特色。

西医的"治未病"是西医预防医学，是研究致病因素，预防和消灭病害，改善和创造有利于健康的生产环境和生活条件。与中医顺应自然的态度不同，西医主张以人类为中心主义立场征服自然，改造自然。西医是在大工业生产环境下形成发展起来的，把群体作为对象，应用现代科学技术来提高群体健康水平。

（四）文化不同，医学道德水平不同

在一定社会文化背景下，医护人员在从事医疗活动或医疗卫生工作中，逐步形成了职业道德规范和行为准则，即医学道德。在东西方不同地域民族文化土壤上成长的中西医学家，因不同社会经济、政治、文化、科技和伦理道德背景而形成了不同的诊疗方式。

中国医学的职业道德根植于深厚的中华民族文化即自然哲学、先秦诸子、儒释道等诸学说上，尤其以传统儒学作为建立职业道德的根本，"医儒同道"就是最好的佐证。西医的道德基于近代西方社会伦理及价值观，天赋人权、自由、平等、博爱成为西方民众追求的目标，西医道德迎合了这种社会伦理，推崇人道主义精神。

（五）文化不同，医学教育不同

中医教育重视学医者的素质、品质，主张因材施教，教育内

---

① 张慰丰：《中西医文化的撞击》，南京出版社，2013年，第83页。

容基本稳定，着重培养学医者的领悟、揣摩和体验能力，教育方式推崇整体观，以人为中心分析与自然、社会的联系。西医教育注重学医者的社会地位、经济状况，主张凭兴趣爱好学医，教育内容随科学进步不断变化，教育方式强调实验、解剖，以人的生物属性来探究病理。

三、文化对健康的影响

世界卫生组织指出，一旦人们的生活水平达到或超过基本的需求，有条件决定生活资料的使用方式时，文化因素对健康的作用就越来越重要。[①] 文化从古到今对人类的影响充分说明了其无处不在的特性，它从不同的视角影响着人们的思维、行为及健康。文化因素对个体健康的影响持续于生命的整个过程。作为文化组成部分的教育、语言、宗教、婚姻、家庭、风俗习惯、生活方式等对人类健康有着不可估量的影响。

（一）文化影响健康的模式

文化可分为智能文化、规范文化和思想文化三种类型。不同类型的文化，通过不同的途径影响人的健康。[②] 文化影响健康的模式如图 1-3 所示。智能文化、规范文化、思想文化从三个不同层面，分别对人类的生活环境劳动条件、生活方式和行为、精神生活心理状态产生影响。智能文化主要包括人类智慧实践的产物，如科技知识、生产生活资料及长期实践中形成的物质文化等，这些都极大改变了人类的劳动方式、生存环境，提高了生产效率，提升了人类生活水平。规范文化则是指社会组织制度、政治法律形

---

① 李鲁：《社会医学》（第 5 版），人民卫生出版社，2017 年，第 57 页。
② 李鲁：《社会医学》（第 5 版），人民卫生出版社，2017 年，第 58 页。

成、伦理道德、风俗习惯等，代表了人类社会经长期发展而形成的统一规范，是社会人都应遵循的准则和规律，对人类的生活方式有着重要指导作用。思想文化则是人类的思想意识、观念形态、宗教信仰、文学艺术等无形概念，这些思想性的文化是人类社会发展中逐渐形成的文化形态，能对人类的心理及精神产生影响。同时，生活环境和劳动条件、生活方式与行为、精神生活和生理状态并非独立存在，也会互相产生影响，最终对人类生理健康及心理健康产生作用。

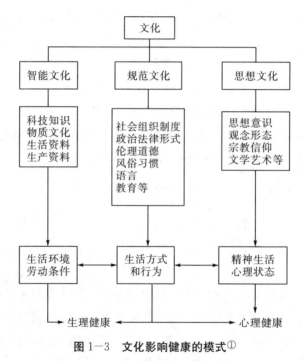

图 1-3　文化影响健康的模式[①]

(二) 文化影响健康的特点

1. 无形性

文化所包含的价值观念、理想信念、行为准则、思维方式、生活习惯等是以群体心理定势及氛围存在的，对人们的行为产生潜移默化的影响。这种影响和作用往往无法度量或计算，每时每刻都在发挥作用。文化对健康的促进体现在引导人们形成健康的行为生活方式，能改善人们的健康状况，提高其生命质量。[①]

2. 本源性

每个民族都有自己的文化，这种文化本源性影响着人类的健康观和行为生活方式。中华传统文化的核心是围绕天、地、人的探索，注重人与自然的和谐统一，从而使本民族形成相应的健康观念和养生保健思想。

3. 软约束性

文化通过约定俗成的价值观念和行为规范对人们的思想、心理和行为进行约束和规范，用一种强大、无形的群体意识教化人们。人们在认同和接受这种价值观后，形成思维定势，自发地遵循其行为准则和规范。这种约束不是制度式的硬约束，而是基于社会文化氛围、群体行为准则和道德规范的软约束。

4. 稳定性

文化在发展过程中积淀越深，其稳定性越强。文化对人们健康观念的影响在一代又一代人认同的基础上不断沉积，维持自己的发展轨迹，并代代相传。

5. 民族性

任何文化都是由某个民族或族群创造的，具有显著的民族特

---

① 李鲁：《社会医学》(第5版)，人民卫生出版社，2017年，第58~59页。

色或个性，在长期的发展过程中形成其民族传统和民族精神。当个体从一个环境到另一个环境时，可能会因为沟通障碍、风俗习惯和信仰的差异而出现文化休克现象，会引起个体生理和心理两方面的变化，从而对其健康产生影响。

（三）文化诸要素对健康的影响

文化要素包括思想意识、教育、科技、风俗习惯、宗教信仰等，各文化要素不仅会影响个体健康，也能对整个群体的健康产生影响，其广泛程度远大于生物因素和自然因素。

1. 思想意识对健康的影响

思想意识是客观物质世界在人们头脑中的反映，表现为观点、信念等，其核心是世界观。一个人思想意识的形成与其生活和实践经历有着非常紧密的联系，个体由于生活经历不同，在思想意识上有着很大的差异，对健康的认识和理解及采取的生活方式也会各不相同。积极的、健康的思想意识会引导人们采取健康的生活方式和健康的生活行为。有着崇高理想和明确生活目标的人，一般会表现出朝气蓬勃、积极乐观、和谐友善的精神面貌，敢于承担责任，不怕困难与挫折，在生活中也会主动选择并严格遵守健康的生活行为。相反，精神颓废、意识混乱、思想腐败的人，往往会表现出急功近利、缺乏动力、玩物丧志，生活中也会追求享乐主义、奢靡主义、虚无主义，养成许多危害健康的行为习惯和生活方式，例如作息紊乱、赌博等不良行为习惯。

2. 教育对健康的影响

教育是指影响人的身心发展的社会实践活动，是人类社会化的重要手段。一个人的健康意识、生活习惯、保健方式、求医行为等都与教育水平密不可分。国内外的实证研究表明，个体受教育程度和健康素养水平有十分显著的正相关关系。曾有调查表明，在印度的家庭妇女中，文盲者患营养不良的比例高达94％，而中学文化程度者患营养不良的比例仅为9％。[1]

3. 科学技术对健康的影响

科学技术包括科学和技术两个概念。科学是运用范畴、定理、定律等思维形式反映现实世界各种现象的本质和规律的知识体系。技术泛指根据生产实践经验和自然科学原理而形成的各种工艺操作方法与技能，以及相应的生产工具和其他设备，生产的工艺过程或作业程序、方法。科技能推动人类社会进步，科技改变和影响着人类生活，科技也会改变和影响人类的健康。从古至今，人类的生命健康与科技的发展进步关系密切。

4. 风俗习惯对健康的影响

风俗是特定社会文化区域内历代族人共同遵守的行为模式或规范。[2]习惯是人们长期重复、积年累月而养成的生活方式。风俗习惯是特定地域的特定人群在长期生产、生活中自然形成的、世代沿袭与传承的习惯性行为模式，是一种最普遍、最广泛的规范文化。不同族群的风俗习惯可能千差万别，各具特色的民族风俗形成了不同的生活习惯和健康理念。族群习俗、地域习俗等都会对区域内民众健康产生不同程度的影响。

5. 宗教信仰对健康的影响

宗教信仰作为一种重要的社会意识形态，其核心是相信并崇拜超自然的神灵，也代表了自然界与社会中各种力量在人们头脑中的虚幻反映。它以超自然力的崇拜为根本特征，是人类在自然和社会压迫下形成的信仰体系和实践体系。目前，世界

---

[1] 李鲁：《社会医学》（第5版），人民卫生出版社，2017年，第59页。
[2] 李鲁：《社会医学》（第5版），人民卫生出版社，2017年，第62页。

性的宗教有佛教、基督教、伊斯兰教等，有些国家还保留了民族宗教和原始宗教。宗教在长期历史发展中，形成了系统的宗教哲学、教规教义与礼拜仪式，教徒之间以兄弟姐妹相待，互相帮助、紧密团结，形成社会支持系统，宗教的这些特点与社会道德相结合，对健康既有正面的影响，也有负面的影响。

6. 道德对健康的影响

道德是社会意识形态之一，是指正确处理人与人之间关系的行为规范或准则。它用善恶荣辱等观念来评价人们的行为，调整人与人之间的关系。① 身体健康与道德有着密切的关系。身体健康绝不仅仅依赖于物质、营养，更需要精神、心理。道德关乎人的心理，从而影响到人的身体状况。从微观来看，人的精神可调解人的身体免疫系统的活力，即人的精神能控制某些生物功能。良心是自我道德审判的心理机制，良心作为道德责任感的一种表现，作为人发自内心的巨大精神动力，在行为动机的检查、行为过程的监督和后果的评价中都起着巨大作用。

7. 非主流文化对健康的影响

所谓的非主流文化是相对于主流文化而言的。主流文化是指在一定族群中共同奉行并占主导地位或统治地位的文化，是被大多数人认同的价值观和采取的行为方式。除此之外，社会文化中还有另一种文化，具有非官方的民间色彩，诸如亚文化、反文化等，这些文化被部分小众群体推崇，因此是非主流文化。这些文化会对受众群体产生积极或消极的思想影响，从而间接影响部分群体的健康理念与生活方式。

---

① 李鲁：《社会医学》（第 5 版），人民卫生出版社，2017 年，第 63 页。

第三节　全球健康与跨文化医学体系

一、全球健康

（一）全球健康概念

全球健康这一术语并没有统一的定义，它常与国际健康、全球卫生、国际卫生等术语混用。全球健康的概念最早由希波克拉底在《论空气、水和土地》中提出，他认为公众健康在很大程度上取决于环境是否健康。全球健康的概念在北美逐渐兴起，哈佛大学、华盛顿大学等美国知名高校组建了全球健康研究中心（所）或建立全球健康系，开设适合本科生、硕士研究生的全球健康学专业。我国高校中北京大学、复旦大学、武汉大学、四川大学等成立了全球健康研究中心（所），但还没有设置相关学位教育。

全球健康是由卫生和其他相关学科相互交叉而形成的新的学科领域，重点研究跨越国家边界、能够对全球政治和经济带来影响的全球公共卫生问题及其他全球健康问题，通过推动全球范围内的广泛合作，共同探索全球健康问题的影响因素及其解决策略，以实现减少健康威胁、提高健康水平、减少国家间的健康差距。[①]

（二）全球健康内容

自 20 世纪 80 年代以来，全球经济一体化进程加快，各国的

---

① 李鲁：《社会医学》（第 5 版），人民卫生出版社，2017 年，第 221 页。

开放程度极大提升，国际、国家、区域和社区层面的公共卫生问题发生了深刻变化。人类频繁的跨国活动，大量货物进出口都可能导致传染病的扩散传播。随着国际交流的深化发展，艾滋病、传染病、气候变化等一系列公共卫生问题都带有全球化的特点，成为全球健康的主要内容。

影响全球健康的因素包括遗传和环境因素、社会因素、个人因素等，如基因、地理位置、环境、卫生政策、社区卫生状况、人口增长、城市化进程、健康服务、年龄、个人生活方式、教育、工作状态等。健康观念、文化对健康的影响已逐渐成为被关注的因素。

全球健康评估的测量指标有多种，包括死因、预期寿命、母婴死亡率、儿童死亡率等。[①] 数据收集的及时性、准确性和可靠性对评估起着决定性影响。由于受不同国家资源和政治的影响，数据的质量和可信度均不统一，这是全球健康评估将面临的困难和挑战。

（三）全球化趋势下的健康挑战

人类健康问题已成为举世瞩目的全球问题。进入 21 世纪，随着全球化进程加剧，自然灾害、人口增长、经济发展、流行病学变迁等因素威胁大众健康，逐渐成为全球性问题。2019 年世界卫生组织公布了全球十大健康威胁，其中传染性疾病（如艾滋病、埃博拉病毒和其他高危病原体导致的传染病）、慢性非传染性疾病、环境恶化（如空气污染、气候变化）、不良生活方式等因素正在直接或间接影响不同国家和地区人民的健康和生活。

1. 传染性疾病带来的挑战

第二次世界大战后，由于微生物学、流行病学等学科的发展，

---

① 席焕久：《生物医学人类学》，科学出版社，2018 年，第 558 页。

公共卫生制度逐步完善，曾经肆虐一时的鼠疫、天花、肺结核等急性传染性疾病已得到有效控制。但是这并不意味着人类不再受到传染性疾病的威胁，相反，随着全球化进程的不断推进，未知的传染性疾病也会成为健康杀手。世界卫生组织官网发布的《2020 世界卫生统计报告》中对传染性疾病进行了统计分析，数据表明传染性疾病从 2000 年至 2018 年呈现下降趋势，很多重大传染性疾病发病率都有下降。例如，艾滋病发病率从 0.47‰降至0.24‰，结核病发病率从 1.72‰降至 1.32‰。2018 年，艾滋病、结核和疟疾分别导致 80 万人、120 万人和 40 万人死亡。虽然现代医学发展和公共卫生条件的提高使传染性疾病得到有效控制，但全球医疗卫生水平的不平衡发展以及各种新型传染性疾病的暴发，也让传染性疾病随时可能成为威胁人类健康的因素。

2. 慢性非传染性疾病带来的挑战

世界卫生组织将慢性非传染性疾病定义为进行性的、不能自然痊愈且很少能够完全治愈的一类疾病，通常由不良生活与行为方式及环境因素共同引起。① 随着人口老龄化加剧和生活方式的转变，糖尿病、恶性肿瘤、心脑血管疾病、精神心理性疾病等慢性非传染性疾病在全球肆意蔓延。在高收入国家，癌症已成为人过早死亡的主要原因。在其他国家，尤其是低收入国家，心脑血管疾病仍占据慢性非传染性疾病的主要位置。

3. 环境恶化带来的挑战

目前人类居住的生态环境遭到越来越多的破坏。大量人类活动导致全球气候变暖，水、空气和土壤都不同程度地受到污染，自然环境各要素内在的配置机制发生失调，环境质量下降甚至恶化。环境污染会给生态系统造成直接的破坏和影响，如沙漠化、

① 吴群红、徐飞：《医学人类学》，人民卫生出版社，2017 年，第183 页。

森林破坏，也会给生态系统和人类社会造成间接的危害，有时这种间接的危害比当时造成的直接危害更大，也更难消除。当然，环境污染最直接、最容易被人感受的后果是人类生活环境的质量下降，会影响人类的生活质量、身体健康和生产活动。例如，城市的空气污染造成空气污浊，导致人类呼吸系统发病率上升等；水污染使水环境质量恶化，饮用不安全的饮用水可导致腹泻、牙齿骨骼损伤、血吸虫病甚至癌症等疾病，威胁人的身体健康。严重的污染事件不仅会带来健康问题，也造成社会问题。随着污染的加剧和人们环保意识的提高，因污染引起的人群纠纷和冲突正在逐年增加。

4. 不良生活方式带来的挑战

人们在一定的历史时期与社会条件下，长期受社会文化、经济、风俗、家庭影响而形成的一系列的生活习惯、生活制度和生活意识。生活方式违背了常理、伦理与价值观、道德观、审美观甚至与相关法律法规相左，即不良生活方式。不良生活方式包括缺乏体育锻炼、饮食不规律、吸烟、酗酒、熬夜等，会造成诸多疾病。目前社会中大多数人表现为亚健康，亚健康的人体质下降后易生病，甚至可能引起癌症等严重疾病。根据联合国报告，每年近 600 万人因烟草失去生命，其中有 500 多万人缘于直接使用烟草，有 60 多万人属于接触二手烟的非吸烟者。[①]

5. 人口老龄化带来的挑战

随着科学技术的不断发展和医疗水平的提高，人类寿命不断延长，人口出生率却呈下降趋势，许多国家不可避免地步入了老龄化社会。老龄化社会中老年人口相对增多，在总人口中所占比例不断上升，人口结构呈现老龄化状态。人口老龄化对社会经济

---

① 吴群红、徐飞：《医学人类学》，人民卫生出版社会，2017 年，第 184 页。

各领域、社会建设各环节、社会文化多方面乃至综合国力和国际竞争力都具有深远影响，人口老龄化已成为全人类必须面对的问题。老龄化人口的增加，导致人类疾病分布比例的改变，慢性支气管炎、糖尿病、高血压、心脑血管疾病等慢性非传染性疾病及由此产生的疾病负担会大大增加。同时，老龄人口的增加，会增加很多老年护理和老年病治疗等方面的问题。

（四）全球健康治理

1. 全球健康治理的概念

全球健康治理是指全球多元主体通过多样化的途径共同参与全球健康相关问题的综合治理的过程。① 随着全球经济一体化的发展，公共健康问题已由单个国家的国内事件转变为全球公共健康挑战。仅仅着眼于自身国家卫生体系的建立，解决本国公共健康问题的国内卫生治理已经无法有效应对全球化带来的疾病挑战。全球健康治理是在公共卫生问题日益全球化、全球健康状况差距逐渐增大、全球卫生投入不足且分配严重不均、各国公共卫生治理效率低下等背景下提出的②，以期借助所有主权国家、国际机构及各组织和团体的共同努力来应对全球的健康挑战。

2. 全球健康治理的主体

全球健康治理的主体包括国家、国际组织、非政府组织等能改善健康的决定因素和机构。国家和政府通过颁布相关法律、法规，制定相关政策，建立和完善医疗卫生体系，积极加入国际援助等举措，使其成为最核心、最关键的主体。

---

① 李鲁：《社会医学》（第 5 版），人民卫生出版社，2017 年，第 221 页。
② 吴群红、徐飞：《医学人类学》，人民卫生出版社，2017 年，第 186 页。

越来越多的国际组织开始关注全球健康问题，并利用多种途径参与全球健康事务管理。为了更好地实现全球健康治理目标，在强调多元主体积极参与的同时，应通过多种途径提高世界卫生组织在全球健康治理行动中的领导作用，提高其在全球重大健康问题决策中的影响力，并确保其在制定和实施国际卫生规范和标准、协调全球健康事务谈判中发挥重要的作用。

3. 中国参与全球健康治理

2016 年中共中央、国务院印发的《"健康中国 2030"规划纲要》以两个"第一"展示了新时代的"健康中国 2030"规划纲要的总体战略。一方面，它是一个长期规划，从战略定位、战略目标、战略原则、战略重点、战略意义、战略实施等方面全方位部署了"健康中国"建设。另一方面，"将健康融入所有政策"也是全世界第一个由国家元首提出并领导的促进健康事业发展的工作方针。

全球健康问题一直是全人类的共同话题，现代工业化社会对环境的污染、健康威胁因素多样化、资源不平衡、资源滥用等问题，使国际社会对健康议题越来越重视。全球健康强调通过跨地域、跨学科的合作，汇聚各方智慧和力量共同应对全球化对人类健康导致的多重因素的影响和多个领域的挑战。"健康中国"战略的实施是中国参与全球健康治理的重要举措。积极参与全球健康治理，推动全球健康事业及产业发展，有利于提升中国在全球健康治理领域的国际话语权，加快构建人类命运共同体。近年来，中国始终坚持和推动医疗卫生的国际化合作，践行国际人口与发展大会行动纲领，尤其始终围绕健康领域可持续发展目标，在全球治理的新格局中主动担当责任，承担助力全球健康的使命，努力推进全球治理体制变革，积极应对各种全球性的机遇和挑战。"健康中国"战略是全球健康治理的良好典范，为推进全球健康事业与产业发展起到强有力的建设性作用。

二、跨文化医学体系

（一）跨文化医学体系

医学体系是人们在不同的民族性（文化、宗教、风俗、习惯等）、地域性（民族居住地域的自然条件、气候类型、植物区系、自然资源等）和传统性（民族历史、人文条件等）的背景下，在与大自然的和谐共生中形成并积累的与健康和疾病相关的理论体系和实践体系。[①] 医学体系按发展过程可分为传统医学体系和现代医学体系，其建设和发展过程与其文化和环境相关。

（二）医学体系的跨文化融合

1. 医学体系融合的跨文化障碍

医学体系文化是人们在医学社会实践中依据传统的文化思想逐步形成并积极追求的精神层面的内容，包括从健康理念到医学社会实践的医学保健行为动力。医学体系文化的影响主要是指与医学社会活动有关的一切非物质要素，例如医学文化、健康保健观、医学伦理及职业道德观等。[②] 不同国家逐渐接受和认可其他民族和国家的传统医学，比如西方很多国家扩大了中医的执业许可和执业范围。从医学体系的发展过程可以看出，不同医学体系的认可和融合是一种复杂的文化现象，需要从文化和科学层面来探索其融合的动因。

2. 医学体系融合的实践障碍

在实践层面，不同文化的医学体系要达到真正融合还要突

---

① 吴群红、徐飞：《医学人类学》，人民卫生出版社，2017年，第165页。
② 吴群红、徐飞：《医学人类学》，人民卫生出版社，2017年，第169页。

破许多障碍，特别是在传统医学与现代医学并存的国家中，医疗实践中的疗效及其发展过程形成的文化思想对医学体系的融合都经历了从传统医学向现代医学转变的困境。虽然现代医学的医师和传统医学的医师可能会借用彼此的一些诊疗技法，但在实践中，传统和现代两类医学体系仍然是大相径庭。非洲国家的居民在患病和求医问药时通常是先在其亲友、邻居等"非专业推荐系统"的建议下自行治疗，在自行治疗无效的情况下再去医院接受专业治疗。如果医生的专业治疗无效，还会通过占卜、巫术等向民间医学求得帮助。

3. 跨文化医学体系融合的构想

不同的医学体系与各自的文化紧密相关，但其目标是统一的。从医学体系之间融合的障碍来看，其障碍来自各自的文化，这既是一个理论问题，也是一个观念问题。实质上，随着现代医学的发展，在疾病治疗和预防的过程中，"体系"概念的界限越来越模糊。比如，现代医学针对人类健康问题认识的弊端，修正和完善了医学服务模式，也将疾病控制的服务观从一元化修改为多元化，这些都在一定程度上借鉴了传统医学体系中的哲学观。同样，传统医学正努力借用现代科技手段对其模糊认识进行明确化，完善传统理论和方法，实现传统理论的科学化、精准化。

三、跨文化医学体系对健康保健的影响

（一）国内外健康保健体系的现状

随着人们对健康保健作用认识的加强，健康保健服务体系的重要性日益显现。各国都从自身国情出发形成了不同的健康保健体系或服务运行模式。世界各国健康保健体系模式大体可分为：

以英国为代表的政府主导型、以美国为代表的市场主导型、以德国为代表的社会保险型、以新加坡为代表的公私互补均衡型和以中国为代表的全民健康保健体系。①

1. 以英国为代表的政府主导型健康保健体系

英国国民卫生服务体系（National Health Service，NHS）建立于 1948 年，其核心原则是不论国民收入多少，人人都可以享受统一标准的医疗服务。根据患者的临床需要，政府统筹安排医疗资金，承担绝大部分医疗费用，为公众提供基本免费治疗。实行各级公立医院、各类诊所、社区医疗中心和养老院等医疗机构三层管理。社区基础医疗系统（包括社区医疗中心或社区门诊）提供 24 小时医疗服务及最基本的保健。常见病患者必须先到基层医疗机构就诊，医师根据病情决定是否把患者转到上一级医院。NHS 虽然保障了医疗服务的公平性，但是全民免费的医疗的制度及公立医院的完全垄断不仅使英国政府背上沉重的财政负担，也使医疗卫生服务提供过程中出现资金不足、缺乏激励机制、服务效率低下、资源浪费严重等状况。与此同时，价格失灵会造成资源配置的调节滞后，不能及时响应患者需求，导致患者就诊等待时间过长，这也成为一种对大多数人的变相的不公平。从 1991 年开始，为了改善上述弊端，英国开始了对 NHS 最为系统化的改革，采取了转变政府卫生部门职能，引入市场竞争机制，加强全科医生制度建设和质量监管等措施。

2. 以美国为代表的市场主导型健康保健体系

美国健康保健体系是由包括教育科研机构、医疗用品供应商、保险公司、有关政府机构、卫生保健服务提供者及付款者等多个机构和个人组成的复杂的系统。它属于自由企业型体制，在

---

① 吴群红、徐飞：《医学人类学》，人民卫生出版社，2017 年，第 176 页。

完备的法律规范与行业法规、一系列伦理守则、保健服务相关规定及相关的专业资格执照的保障下，通过私人部门筹集卫生经费、购买和提供卫生服务。拥有包括医生、护士和其他职业人员的医疗人员培养认定体系，协助患者及其家属解决与疾病相关的经济、社会、家庭、生活等问题。美国卫生保健服务得到联邦政府政策与社会资金投入的充分支持，其机构包括医疗机构、长期护理机构、社区卫生保健、家庭卫生保健、地方卫生部门与其他卫生保健机构等。美国健康保健体系虽然在管理方法、医疗标准、法律监管、产业发展等方面都有严格的机制，但也存在卫生领域公平性差，卫生支出大幅增加、效益差，健康成本高、水平低于大多数发达国家等弊端。

3. 以德国为代表的社会保险型健康保健体系

德国是最早建立社会保障制度的国家，坚持推行强制性的以社会健康保险为主、商业保险为辅的健康保险制度。通过社会共同筹资、建立风险分担制度，解决居民医疗卫生服务需求，从而实现提高医疗卫生服务的公平性和可及性的目的。德国健康保健体系的主要问题是医疗服务增长过快、国家负担沉重等。后期通过引入市场竞争机制、提高医疗服务效率和质量等进行医疗保险制度改革。

4. 以新加坡为代表的公私互补均衡型健康保健体系

新加坡保健体系由公立和私立两个系统组成。医疗服务分为初级卫生保健和住院服务，分工比较明确。初级卫生保健主要由私立医院、开业医师、公立医院及联合诊所提供，住院服务则主要由公立医院提供。同时实行严格的双向转诊制度，患者先在社区医院就诊，如果社区医院无法医治再转到大型综合医院。卫生服务管理以市场经济为主导，辅以谨慎的政府宏观调控。新加坡是目前世界上卫生工作最好的国家之一，但是随着卫生人力资源不足、人口老龄化、医疗服务日益商业化等情况的出现，也面临着老年人医疗费用上涨加快、医疗质量不尽人意、卫生人力资源短缺等问题。

5. 以中国为代表的全民健康保健体系

中国新一轮的医疗卫生体制改革通过建立国家的基本医疗卫生制度来实现全民健康保健。采用强基层、保基本、建机制的措施建立起覆盖城乡居民的基本医疗卫生制度，强化基本医疗保险制度建设，并推行基本药物制度实施。2016 年颁布实施的《"健康中国 2030"规划纲要》坚持以人民为中心，以机制体制改革创新为动力，全方位、全周期大幅提高健康水平，改善以健康公平为目标的全民健康保健模式，使全体居民都能够享有基本医疗卫生保健服务。

（二）跨文化医学体系对健康保健的影响

通过研究可以发现，传统医学体系和现代医学体系都有其自身的优势和特点，不同的传统医学因其文化背景差异，对疾病的认识观和对健康的保健观不尽相同，对疾病病因的解释和疾病的医疗手段、保健模式也存在差别。现代医学体系则建立在唯物主义观的基础上，对疾病的发生发展过程都有清晰认识，不存在文化上的差异，这也是现代医学体系在全球范围内能够被充分接受并快速发展的根本所在。不同类型的医学体系所形成的医学服务模式对健康保健实践的作用与影响不同，这种影响主要取决于医学体系的健康保健理念和医学服务模式。跨文化医学体系是一个跨文化传播和融合的过程，通过对不同医学体系的认识来促进体系间的融合，去其糟粕，取其精华，优化现行的健康保健体系和医疗服务体系。

传统医学体系对健康保健实践的影响深远：从世界各国的医学体系对健康保健实践过程的影响来看，几乎所有的传统医学都非常注重健康保健的作用。印度传统医学主要是通过恢复和加强机体自身功能的排毒疗法、药物、合理饮食、运动和养生等手段消除引起机体功能失衡的因素，预防或减少疾病的发生。相对现代医学，中国传统医学从诊断分析到疗效评价缺乏客观定量标准，缺乏系统的、具体明确的临床实验及动物实验的设计和研究，难以对其进行质量控制。

综合来说，现代医学体系对健康保健实践的影响随着科学技术的深入化和细致化，呈现出纵向和横向的协同深入发展态势。现代医学的方法学能够不断更新、融入新的方法、形成新的结论，从而直接改善人类医疗环境，大幅提高人类生命及生活质量。大量的医学实验，促进了对人体生理活动及疾病的定量研究，推动了特异性诊断疗法的发展，提高了疾病治愈率，延长了人均期望寿命。

第二章　健康文化与传统文化

第一节　中国传统文化概述

中国传统文化是中华文明经过演化而汇集成的一种反映民族特质和风貌的民族文化，是民族历史上各种思想文化、观念形态、风俗精神的总体表现，是中华文化的基础和主体。它是由居住在中国地域内的中华民族及其祖先创造的，为中华民族世世代代所继承发展的具有鲜明民族特色、历史悠久、内涵博大精深的文化。它包括具有原创精神的儒释道文化、文学艺术、民风习俗及科技文化等。

一、中国传统文化的成长环境

中国传统文化在历史长河中经久不衰，影响中国文化成长的环境包括地理环境、经济环境与社会政治环境三个方面。

（一）地理环境对中国传统文化的影响

中国地理特点是三面深入亚欧大陆腹地，一面环海。地表格局为西北为高原沙漠戈壁，西南为高山峻岭，东面濒临沧海，四周的自然屏障形成一个相对封闭的独立地理单元。

中国地理环境的特点影响中国传统文化，主要表现在两个方面：一是地理环境的对外封闭性与对内完整性决定了中国传统文化的封闭性与统一性。相对封闭的地理环境和相对优越的自然条件，加上祖先的勤劳智慧，使古代中国在西方近代文明兴起之前，长期比世界其他国家地区强大，成为东方世界乃至整个世界最为富强的国家，因此产生了自我满足、自我封闭的观念，缺乏对外交流的动力。在古代中外交通史上，不远万里来到中国的外国人远远多于走出国门的中国人，尤其是在西方人不避艰险地寻找通往中国的新航路时，中国却在"闭关锁国"。而中国内部地理环境的相对完整性与易达性，尤其是中原地区作为中华民族核心的活动区域，不仅奠定了具有民族凝聚力与稳定性的文化基础，还有利于政治、经济与文化的一统，《尚书·尧典》中的"协和万邦"①，《诗经》中的"溥天之下，莫非王土"②，都代表了中华民族的政治观念，从而也逐渐养成了中国人安土重迁、安分守己、乐天知命的民族性格，培养了中华民族对乡土的眷恋和对祖国的深切情怀，增强了中华文化的向心力，使中国长期维持了统一局面并获得了不断发展。二是广博辽阔的土地与自然地理环境的迥异决定了中国传统文化的多样性。从中国西北的高原、戈壁到西南的崇山峻岭，从长城以北的大草原到长城以南的平原、长江中下游的丘陵，自然气候千差万别，地形地貌各不相同，构成了多种生活生产方式与精彩纷呈的多元文化。据考古发现，黄河中游地区的仰韶文化、龙山文化，长江中游地区的大溪文化、青龙泉文化，长江中下游地区的河姆渡文化、良渚文化等，都是著名的新石器文化遗址，呈现了多元生态文化圈。

（二）经济环境对中国传统文化的影响

经济基础决定上层建筑，农业给古老的中华民族提供了基本

---

① 慕平译注：《尚书》，中华书局，2009年，第2页。
② 梁锡锋注说：《诗经》，河南大学出版社，2008年，第261页。

的衣食之源，创造了相应的文化环境，所以传统的中华文明首先表现为农业文明。中国古代农业生产有非常辉煌的成就，商周时期，统治者为了使农事不懈怠，不仅设立官守教授民众耕耘种植，而且每年举行籍田礼；春秋战国时期，随着铁质农耕用具的广泛使用、牛耕的推广及水利灌溉工程的修建，农业生产有了一次大的飞跃，而且家家户户拥有宅田，重农思想也是儒家"王道仁政"学说的重要组成部分；秦汉以后，重农思想继续发展，西汉政治家晁错有名的《贵粟论》提出的"方今之务，莫若使民务农而已矣"① 就是重农思想的重要体现。

经济不仅是政治的基础，也是一个社会思想文化的基础，重农思想对中国传统文化与民族性格产生了深远影响，农业作为长期以来的主体经济使畜牧业等只能作为小农经济的补充；农业文明的发达使人民逐渐养成了安土重迁、安分守己的性格，《周易》曰"乐天知命，故不忧；安土敦乎仁，故能爱"②，说的就是华夏汉民族安土重迁、知足常乐的观念；重农思想促进了中国古代农学著作与思想的发展，中国古代涉及农业相关的书籍内容丰富、题材多样、极富哲理，春秋战国时期"农家"也是诸子百家中一个重要的学派。农业的发展也影响着古代天文学、地理学与科技的发展。

（三）社会政治环境对中国传统文化的影响

在几千年的中国传统文化政治形态中，尤其是春秋战国之后，王权至上、中央集权和官僚体制三位一体的王权主义支配着中国社会政治文化。商鞅云："权者，君之所独制也。"③ 这体现

---

① 刘明：《粮食安全与晁错〈论贵粟疏〉》，《寻根》，2020 年第 6 期，第 18 页。
② 陈鼓应、赵建伟注译：《周易今注今译》，商务印书馆，2016 年，第 593 页。
③ 欧阳凤莲：《〈商君书〉思想研究》，东北师范大学，2009 年，第 22 页。

了皇帝依仗天命以立权威，借天命以成人事。明太祖朱元璋也提出了军国大事和未能决断的事情必须面圣请奏的皇帝集权制度。

与王权至上相辅相成的是中央集权制，这种从中央至地方各级组织层层节制的金字塔结构，产生了维护与巩固这一体制的规章制度及思想意识形态，围绕着王权主义思想，儒家的仁政与礼治学说、道家的无为而治主张、法家的法治理论等，长期影响着中国古代政治发展的方向，也对社会文化有着深刻的影响。

二、中国传统文化的发展历程

中国文化的起源应该从中国人的起源说起，180万年前中国境内已有猿人活动，北京猿人已经能够熟练用火，火的使用标志着猿人从动物进化为人类。在新石器时代，随着人们从狩猎、采集进入农业和畜牧业社会，文化逐渐兴起，原始先民的观念文化主要表现在原始宗教崇拜和原始艺术上，原始宗教崇拜包括自然崇拜、祖先崇拜与图腾崇拜，原始艺术的形式有彩陶、陶绘、舞蹈、雕刻、岩画，同时神话故事也很丰富。

春秋战国至秦汉时期是政治上由割裂到统一的过程，同时政治的变化也影响了文化的发展。春秋战国时期，以华夏为主体的中原民族与周边各民族不断融合，促进了文化的交流，直至秦完成统一大业，建立了中国历史上第一个专制主义中央集权的国家，在文化上实行"书同文""车同轨""度同制""行同伦"及"地同域"的制度。而汉代最突出的文化事件即是新儒学的兴起，董仲舒提出了"独尊儒术"的思想，倡导君为臣纲、父为子纲、夫为妇纲等伦理关系，为封建专制统治提供了理论依据。

魏晋南北朝时期，内忧外患的动荡局面打破了一元化的集权统治，出现了多元文化格局，当时的人们推崇《易经》《老子》《庄子》，玄学发展为魏晋南北朝时期的一种哲学思潮。由于人们对玄学的认可，道教与佛教在那时也得到了一定发展与传播。

隋唐时期文化的繁荣与其创设的政治制度休戚相关，这得益于隋唐时期的用人制度，其推行的科举制度使得中下层士子可以凭借自己的学识和才能进入仕途，人才涌现使隋唐文化呈现空前繁荣的局面，在文学、绘画、音乐、建筑等各个方面都取得了前所未有的成就。

宋代儒学最大的成就是"程朱理学"，其在认识论上提出"格物"到"致知"的认知结构，在修养论上强调"正心""诚意"，在价值观上主张"重义轻利"，在思辨上注重矛盾的普遍性和矛盾的特殊性，对后世影响深远。

在北宋与南宋统治的三百多年间，中国北方先后出现了三个建立政权的少数民族，宋朝受到这些少数民族的侵扰，其文学作品具有浓厚的忧患意识，例如在苏轼、李清照、陆游、辛弃疾、岳飞等的大量诗词中都体现了浓郁的悲愤气息与爱国精神。

明清时期的君主专制统治超过了以往历代，出现了非常极端的文化专制，其影响各有利弊。例如实行"文字狱"，统治者极力铲除与君权冲突的学说，对文人进行迫害。而一些文人也对封建传统道德进行了大胆的揭露，例如当时的代表人物黄宗羲、顾炎武、王夫之等。明清皇帝调动人力、物力，对典籍进行整理与汇编，著名的有明代的《永乐大典》、清代康熙年间的《康熙字典》、清代乾隆年间的《四库全书》。对典籍的整理和汇编是这一时期的一大文化贡献。

三、中国传统文化的基本精神

中国传统文化是中华民族在长期生产实践中孕育发展起来的，是中国历代伟大思想家提炼交融、凝聚会通的智慧结晶，具有鲜明的民族特色。中国传统文化基本精神是民族文化的灵魂与精髓，影响和塑造了中华民族的精神气质，其中以刚健有为、民为邦本、天人协调等为代表。

刚健有为。刚健有为的思想源于《周易》。刚健有为思想包括自强不息和厚德载物两个方面，是对中华民族精神气质的历史概括和真实写照。刚健有为作为中国传统文化的主导精神之一，体现在社会各个方面，包括社会制度、风俗习惯、宗教信仰、文学艺术等。

民为邦本。以民为本的思想作为中国传统文化基本精神之一，有着悠久历史和发展渊源。在民君关系上主张天地之间以民为本，民众的作用和力量是不可替代的。民为邦本思想包含两层意思：一是重视人的生命与生活，神本主义从未占据主导地位；二是民贵君轻，主张重民、富民，得民心者得天下，失民心者失天下。"民为贵，社稷次之，君为轻"① 成为民为邦本的代表性观点之一。

天人协调。它是中国传统文化对于人与自然关系的一种主张，强调人是自然界的产物，人与自然是和谐共生的。人要服从自然界的客观规律，人类的道德原则与自然规律是一致的，通过道德修养和对自然的调整、改造、利用、引导达到天人合一的状态。它体现了中国古代思想家对于人和自然关系的辩证思维。

---

① 方勇译注：《孟子》，中华书局，2018 年，第 289 页。

四、中国传统文化的主要特点

追求统一。中国传统文化在发展历史中，逐渐形成了以华夏文化为中心，同时融合国内各民族文化的统一体。随着秦朝的"大一统"特别是汉代董仲舒对"大一统"理论的阐述，统一便逐渐转化为民族文化深层结构的社会心理，各个朝代的统治者与被统治者都认同统一才能够创造开明盛世，才能够促进经济的繁荣与社会的进步。中国传统文化的追求统一还体现在"天人合一"的观念，其崇尚自然与人的统一性，比如中国古建筑文化的特点就是追求与天地同源同构，设计思想充溢着法天象地的寄喻。再如古人对书法、绘画、音乐的最高赞誉，就是合于天地，唐代书法家张怀瓘对书法美学也有相关阐述，认为书法应该从自然界中汲取各种生命和运动形态之美，化为笔墨艺术。上述这些理论都体现出"天人合一"的统一思想。

兼容并包。厚德载物是中华民族的传统美德，"有容乃大"是中国人的思维方式，包容、兼容、吸纳不同意见，汇集不同声音，在矛盾的对立统一中实现自身价值。例如儒家学说在中国传统思想中一直占有主导地位，但是法家、墨家、道家等思想并没有因此被打压或消失，仍然在文化、思想上占据一席之地，中国传统文化的很多内容吸纳与兼收了各个少数民族或世界各地文化，形成了多元化的、丰富多彩的文化格局。而这其中以儒家、道家、释家三大主流为代表逐渐发展起来的中国传统文化，表现形式多样，涵盖了诗、词、曲、赋、戏剧、书画、建筑、医学等多个领域，其丰富的内容也体现了人们对健康、长寿的美好期待，体现了人与自然、人与人和谐发展的朴素健康理念。

第二节 中医健康文化

一、中医健康文化概念与体系梗概

中医是中国传统文化的重要组成部分，习近平总书记曾强调，"中医药学凝聚着深邃的哲学智慧和中华民族几千年的健康养生理念及其实践经验，是中国古代科学的瑰宝，也是打开中华文明宝库的钥匙"①，高度肯定了中医药在祖国传统文化中的作用与地位。

中医健康文化就是指有关中医学的一切物质和精神产品的总和，具体说来是指有关中医的思维方式、传统习俗、行为规范、生活方式等对人类健康产生的影响，以及由此产生的一系列有历史、有内容、有故事的影响深远事件。

中医健康文化体系根植于有着数千年历史的中医学，与中国劳动人民的生产生活息息相关，早在殷商时期就已有运用酒、汤液治疗疾病的经验；到了春秋战国时期，在临床诊断方面又有了进一步的发展，古籍中记载的切脉、望色、听声、写形奠定了中医"望闻问切"的四诊基础；在治疗方面，除了药物、针灸、导引等治疗手段外，还产生了情志治疗方法，《吕氏春秋》中记载了文挚以激怒方法治愈齐闵王忧思病的案例；长沙马王堆汉墓出土的《五十二病方》还记载了 52 种疾病，涉及内、外、妇、儿、五官等科，收方 283 例，显示当时医药

---

① 曹洪欣：《人民日报建言：中医药是打开中华文明宝库的钥匙》，2015-03-25［2021-11-12］. http://opinion.people.com.cn/n/2015/0325/c1003-26746363. html.

水平有了极大提高。后续随着《黄帝内经》《难经》《伤寒杂病论》《神农本草经》等经典医学论著的相继问世，中医健康文化理念也渐渐深入人心。

作为中国传统文化的重要组成部分，中医健康文化体现了中国传统文化的内涵与外延。其中，《周易》是中医健康文化的哲学基础，如众所熟知的"阴阳学说"，就与《周易》中"是故《易》有太极，是生两仪，两仪生四象，四象生八卦"[①] 的记载密切相关。中国传统文化不仅影响中医健康文化的发展，还直接参与了中医学相关概念和理论体系的构建，中国古代的儒释道三大文化流派，均对中医理论体系的形成产生了重要影响。

道家的"道法自然""无为"等理念也为中医养生观奠定了基石，在健康养生方面，需要因时、因地、因人"三因制宜"，要了解和掌握天地自然变化规律，有针对性地采取防护措施，预防疾病的发生。如《今注今译黄帝内经》中记载的"食饮有节，起居有常，不妄作劳""恬恢虚无，真气从之，精神内守，病安从来"[②] 等养生理论，即是道家提倡理论思想的延伸与发展。

二、中医健康文化特点

统一性。讲求对人体自身的完整性及人与自然、社会环境统一性的认识。构成人体的五脏六腑、气血津液、经络、骨骼等各个部分之间不可分割、互相协调、互为所用，在病理方面也是互相影响的。人与自然、社会也有统一性，人类依赖大自然的空气与水，自然界的万物时时刻刻影响着人类，与人的生理、病理息息相关；人生活在社会中，大到战争爆发、经济变迁、政治动

---

① 陈鼓应、赵建伟注译：《周易今注今译》，商务印书馆，2016 年，第 627 页。
② 张登本等译：《今注今译黄帝内经》，新世界出版社，2008 年，第 2 页。

荡，小到人际关系、收入水平等都会对人的生理与病理产生各种影响。

因此，以中医健康文化理念思考问题，就需要从整体出发，例如《黄帝内经·经脉别论》中叙述水液进入人体之后："饮入于胃，游溢精气，上输于脾。脾气散精，上归于肺，通调水道，下输膀胱。水精四布，五经并行"①，说明水液的循环代谢与胃、脾、肺、三焦、肾、膀胱等密切相关，需要五脏六腑的共同配合，这对思考健康防护、预防疾病相当重要。人与自然环境的统一性，引导我们在健康养生中讲求"因地"和"因时"。例如"因地"，我们一般认为住宅的一楼偏阴冷，所以久居患风湿、风寒类疾病的可能性较大。再如"因时"，夏秋之交极易发生腹泻，冬季则会出现很多风湿痛的患者，所以时令养生也非常必要，而现在风靡各地的"三伏贴"，也是运用人与自然的关系进行"冬病夏治"的。人与社会环境的统一性指的是政治、经济、文化等社会因素会对人体健康和疾病产生影响。良好的社会环境、融洽的社会关系，有利于身心健康；反之，动乱的社会环境、紧张的人际关系，有可能导致人精神压抑，进而给身心健康带来不利影响。比如养尊处优、缺乏运动的人，可能会更容易发生糖尿病、肥胖、高血脂等疾病；长期出差奔波、工作繁忙、饮食不规律的人群罹患失眠、肠胃疾病的概率就会更高。社会因素的不同与身体不同的异常表现也息息相关。

针对性。中医健康文化的特色是"具体问题具体分析"，其中的"同病异治"与"异病同治"就是指临床养生、预防与治疗，针对的不仅仅是疾病，更要看个体的具体表现，从而采取相应的治疗方法。比如同样是女子痛经，有的患者痛经怕冷，有的患者则经常易怒烦躁，就要考虑两者的病因、病机不同，针对同

_____

① 张登本等译：《今注今译黄帝内经》，新世界出版社，2008年，第129页。

一种病证采取不同的治疗思路与手段。再比如两个人，一个经常便秘，另一个容易腹泻，看似相反的表现，但如果二人都是由暴饮暴食损伤肠胃引起的，那么在调理的时候就都要考虑相同的健脾消食思路。

其实"针对性"是中医文化与西方医学理念一个最为明显的区别。西医在具体实施过程中往往仅解决共性矛盾，缺少特异性；中医则会随着患者体质差异、病因强弱、病情发展、转归不同等因素，给予不同的防治思路与措施，具有显著的个性化与差异性，具有极大的实用价值。

三、中医健康文化基本内容

中医健康文化源于中国传统文化，与其特点息息相关。从中医健康文化两个基本特征出发，就有了藏象、经络、体质等中医健康文化的基础内容。

藏象，指的是藏于体内（的内脏）与表现在外的生理、病理特点之间的联系，有助于指导我们通过外在表现，推测内部五脏六腑的变化，从而指导养生，进行健康防护。藏象也离不开中医健康文化"统一性"的特点，例如我们都知道不良的情绪会导致各种疾病的发生，那原理到底是什么呢？回归到中医健康文化中，所谓大怒伤肝、惊恐伤肾、忧思伤脾等，指的就是生气、惊吓、忧思过度导致的体内五脏六腑的损伤，久而久之自然会表现出各种身体不适，如《红楼梦》中的林黛玉，从作者的描述中可知"林妹妹"先天不足、身体羸弱，如果了解中医文化，便可知晓虽先天不足，但也可依靠后天予以调理，脾胃为"后天之本"，脾胃功能正常便可供给人体所需的营养，从而使血脉充实、机体康健，但是"林妹妹"偏偏多愁善感，思虑太多，从而损伤脾胃，妨碍脾胃功能，致使脾胃气滞无法

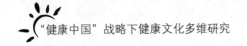

为机体提供营养物质，久而久之，身体越来越虚弱。

　　经络，则是人体经脉和络脉的统称，纵横交错、网络全身，为临床针灸、推拿、养生气功等提供基础。《黄帝内经》中记载，"经脉者，所以行血气而营阴阳，濡筋骨，利关节者也"[①]，人体的气血之所以能够在周身运行，依赖于经络的沟通与联络功能，气血通过经络这个通路运行到各个脏腑、组织、器官，以发挥其营养功能。比如中小学生做的"眼保健操"，其中"按揉攒竹穴""按压睛明穴""按揉四白穴""按揉太阳穴刮上眼眶"这些口令，是发挥了经络腧穴的保健作用，攒竹穴、睛明穴、四白穴、太阳穴等在眼周围，利用按、揉、刮等推拿手法对腧穴予以刺激，使经络疏通，改善和增进眼周血液循环，消除和调节眼部紧张，从而起到预防近视的作用。另外，还有比较风靡的经络养生操，其中有一节"拍打六要穴"，包括膻中穴、大椎穴、内关穴、合谷穴等，膻中穴主要用于预防心、肺疾病，大椎穴针对预防颈椎病有一定作用，内关主要应用于防治心血管疾病，合谷则可以防治头、面、口疾病，如中风、痴呆等，对这些穴位拍打施以微刺激，对于预防心、肺、脑等常见老年病有一定效果，有促进健康的积极作用。

　　体质学内容，随着当下越来越多的人群对健康的重视与追求，越来越受到人们关注。中医健康文化认为由于脏腑气血阴阳等偏性不同，每个个体在形质、功能和心理上都存在着差异性和特殊性，这种个体在生理上的特性，便被称为体质。先天秉赋和后天因素的影响能指导我们更好地认识与辨别不同体质，从而做好健康养生与日常调理。例如，从"年龄因素"考虑，小孩与老人的体质有不同特点，小孩子精力旺盛，处于生机勃发的阶段，而老年人处于机体功能衰退时期，脏腑功能衰

---

　　① 张登本等译：《今注今译黄帝内经》，新世界出版社，2008年，第248页。

退，所以在平时养生调理中就要采取不同的方式、方法。再如后天因素中的饮食因素，嗜辣的人群体内更容易化热化火，偏好油腻、甘甜食物的人体质可能会向痰湿转变等。而体质学内容更方便的是用来理解人体对于某些病邪的"易感性"，不同的体质可以导致特定人群对不同的病邪具有易感性，例如偏阳性体质者更容易受到热邪、火邪的侵扰，偏阴性体质者更容易受到寒邪、湿邪的困扰；而且不同的体质还决定了疾病表现的不同，例如我们常常会见到，同样是"上火"，有的人容易引起咽痛、牙龈肿痛，而有的人则容易出现尿路感染或便秘，这也是由于体质的不同所导致的。

第三节　文学艺术与健康文化

一、古典文学与健康文化

中国古典文学是传统文化中所占比重最大、流传最广、影响深远的一部分，古典文学史上涌现出了无数优秀的作品，其中很多内容也都体现了古代人民对健康、养生等理论的认识与理解，并且可以作为珍贵的古代医药资料保存。

中国古典文学与中医学都是中华民族宝贵的文化遗产，二者在历史发展过程中相互影响、互相渗透，由此产生了一系列独特的、有趣的文化现象。在古典文学作品中，有许多创作内容或形式都涉及了医药、健康知识，这种文学作品不仅是我国一份宝贵的文学遗产，而且具有很高的医学价值，引人深思。

《诗经》是我国现存最早的一部诗歌总集，全书中提到的各类病名有十五种，涉及的药用植物多达两百余种，它们主要作为比兴的形象融入诗歌，例如《唐风·椒聊》中就用了药用植物"椒"来作比："椒聊之实，蕃衍盈升。彼其之子，硕大无朋。"①此处的"椒"即为"花椒"，有温中止痛、燥湿杀虫的功效。魏晋南北朝时期的《款冬花赋并序》《茱萸赋》《茯苓赞》《黄连赞》等文学作品都是吟咏草木药物的，而且还对药物的形态、特性和功用做了一些描述。除了诗词，古代的戏曲、小说中也多有医药、养生相关的内容。例如明代的《醒世姻缘传》中描写了医生赵杏川治疗皮肤病的内容，并突出了其悉心调治、尽职尽责的医者形象。清代相关的文学作品更是丰富，刘鹗的《老残游记》虽是一部揭露晚清封建社会黑暗与丑恶的作品，但作品本身是以一个走江湖的铃医行医时的所见所闻为线索展开的。其中非常具有医药价值的描写在于一则治疗"喉蛾"的病案，描写的是老残行医到济南府遇一人患了喉蛾，"已经五天了，今日滴水不能进了"，病情十分危急，老残道："两手脉沉数而弦，是火被寒逼住，不得出来，所以越过越重。""又在自己药囊内取出一个药瓶、一支喉枪，替他吹了些药上去……用的是生甘草、苦桔梗、牛蒡子、荆芥、防风、薄荷、辛夷、飞滑石八味药，鲜荷梗做的引子"②，为后世留存了完整而宝贵的医学资料。

唐诗宋词，相关医学的文学创作就更上了一层台阶，例如苏轼有一首咏人参的《小圃五咏·人参》："上党天下脊，辽东真井底。玄海倾海腴，白露洒天醴。灵苗此孕毓，肩股或具体。移根到罗浮，越水灌清沚。地殊风雨隔，臭味终祖祢。青桠缀紫萼，圆实堕红米。穷年生意足，黄土手自启。上药无炮炙，龁啮尽根柢。开心定魂魄，忧患何足洗。靡身辅吾身，既

---

① 梁锡锋注说：《诗经》，河南大学出版社，2008年，第160页。
② 刘鹗：《老残游记》，浙江文艺出版社，2017年，第21~22页。

食首重稽。"①

　　诗中形象具体地介绍了人参的种植栽培及对机体情志、脑力的作用，是非常宝贵的中药学资料。更有诗人在诗词中描绘了悠闲美好的种药生活，例如唐代山水田园诗人韦应物的《种药》："好读神农书，多识药草名。持缣购山客，移莳罗众英。不改幽涧色，宛如此地生。"② 这首诗描绘的就是"无案牍劳形"烦扰的种药之乐。另外历代文人在养生方面也多作有诗词，《庄子》就提出"吹呴呼吸，吐故纳新，熊经鸟申"③ 的养生术。唐代诗人白居易在《北窗闲坐》一诗中写道："无烦寻道士，不要学仙方。自有延年术，心闲岁月长。"④ 认为无论什么道术仙方都比不上摆脱俗累的静养，心境闲适才是最好的延年之术。中国四大名著之一《红楼梦》中也有充分而真实的中医药内容反映，全书涉及疾病与医药的描写有二百九十一处，字数约五万字，约占全书的十八分之一。书中写到的疾病有一百余种，方剂四百多个，药物一百二十多种，涉及从基础理论到临床诊疗、方药、针灸、推拿、保健养生等中医学各方面的知识。例如针对秦可卿的月经失调证，名医张友士诊视并分析道：此病是忧虑伤脾，肝木忒旺，经血所以不能按时而至，并拟了"益气养荣补脾和肝汤"予以治疗。⑤ 整个病案有理有据，包含了丰富的疾病诊疗知识，艺术地再现了医药与健康等知识内容。

---

　　① 王水香、陈庆元：《古典文学与中医学》，中国中医药出版社，2017 年，第65 页。

　　② 彭定求：《全唐诗·肆》，延边人民出版社，2004 年，第 1092 页。

　　③ 庄周、李聃著，乙力注译：《庄子·老子》，三秦出版社，2012 年，第 134页。

　　④ 彭定求：《全唐诗·捌》，延边人民出版社，2004 年，第 2764 页。

　　⑤ 曹雪芹、高鹗：《红楼梦》，新世界出版社，2011 年，第 35 页。

二、音乐与健康文化

中国古代的音乐疗法是建立在东方音乐理论基础上的一种独特的治疗手段。根据五音的不同频率对人体五脏产生的不同作用来调治人体的心身疾病，便实现"一曲终了，病退人安"的治疗效果。

辨证施乐。《吕氏春秋》提道："乐之所由来者远矣……本于太一……凡乐，天地之和，阴阳之调也。"[①] 司马迁认为"乐者，圣人之所乐也，而可以善民心。"[②] 远古时期，人们就对音乐有深刻的认识，认为音乐与天地、人体有着密切的联系。乐由心生，可通心神，不同的曲调引发不同的情志，进而与相应脏气产生共鸣互动，五脏相音，从而调和气血、平和身心。

五音疗法。利用宫、商、角、徵、羽五种民族调式音乐特性与五脏、五行的关系治疗身心疾病。《黄帝内经》将五音引入医学健康领域，结合五行、五脏、五志理论，形成了五音疗法。五音疗法以五行学说的相生相克关系为核心，借助五行意象，通过五行系统发挥治疗作用，可使机体恢复中正平和、身心合一的健康状态。如"角为肝之音，调而直也，叫呼也，过怒伤肝，可用角音悲凉使之哀伤，以治过怒"[③]，如表 2-1。

---

① 吕不韦等编著，夏华等编译：《吕氏春秋》，万卷出版公司，2017 年，第 46 页。

② 司马迁：《全本史记》，中国华侨出版社，2011 年，第 141 页。

③ 李嘉庆：《解读中医五音理论用于治疗疾病》，《艺术科技》，2013 年第 26 卷第 9 期，第 345 页。

表2-1 五音功能与代表作品一览表

音乐	角音	徵音	宫音	商音	羽音
调式	角调	徵调	宫调	商调	羽调
五志	怒	喜	思	忧（悲）	恐（惊）
曲调特点	"调而直也"生发舒展、舒畅平和	"和而美也"热烈升腾、喜庆光明	"大而和也"敦厚平和、中正庄重	"轻而劲也"苍凉肃穆、萧索敛降	"沉而深也"清澈澄明、悠扬沉静
音乐功效	调节肝胆疏泄，兼有助心、疏脾和胃的作用	养阳助心，抖擞精神，兼有补脾补肺作用	养脾健胃，兼有补肺利肾的作用	养阴保肺，兼有补肾利肝的作用	保肾藏精，养阴，兼有补肝利心的作用
代表音乐	《胡笳十八拍》《列子御风》《春风得意》《江南丝竹乐》《庄周梦蝶》	《紫竹调》《步步高》《喜相逢》《出水莲》《渔舟唱晚》《花好月圆》《渔歌》	《光明行》《赛龙夺锦》《空山鸟语》《黄庭骄阳》《彩云追月》《平湖秋月》《高山流水》	《长清》《鹤鸣九皋》《阳关三叠》《将军令》《潇乡水云》《慨古吟》	《昭君怨》《寒鸦戏水》《飞花点翠》《寒江残月》《春江花月夜》《嘎达梅林》《江河水》

　　从古至今，有很多常用的五音疗法应用于养生、心理疏导、疾病预防等领域。《黄帝内经》中曾提到"怒伤肝，悲胜怒……喜伤心，恐胜喜……"①，张从正在《儒门事亲》中也提出"悲可以治怒，以怆恻苦楚之言感之；喜可以治悲，以谑浪亵狎之言娱之……"②。人们可以根据调式音乐的不同，对分属五脏的情志疾病进行治疗，以调畅身心。例如《潇乡水云》《阳关三叠》属商音，肺在志为悲，可平抑肝之怒气，将郁结的不良情绪发泄而出，从而心情舒畅、身心平和。《晋书·乐志》中就记载了五音疗法可以调适心情，使人愉悦放松，有陶冶性情、修身养性，

① 张登本等译：《今注今译黄帝内经》，新世界出版社，2008年，第31页。
② 张子和撰，邓铁涛等整理：《儒门事亲》，人民卫生出版社，2005年，第102页。

51

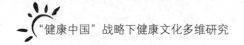

让人达到身心平和的功效。

三、书法与健康文化

中国传统文化中，书法练习是治疗疾病、平衡阴阳、逍遥养生的"静养良方"。习书法需要引神入静，用神专一、心神合一，能动中取静、动以养神、静以养心，主要求的是心神宁静。这与《黄帝内经》中的养生法则不谋而合，提倡人们应该保持恬淡从容、虚心接纳，守住内心正气，这样就不易生病了，恬淡才能从容，虚心方可纳物。我国素来有"书者寿""善于书法者，身体强健而阳寿长"之说，历代书法家长寿者不乏其人。何乔潘在《心术篇》中就阐述了书法可以养生的观点，认为书法可以抒郁散结，让人舒展肌体、气脉畅通、通筋活血。

全身性运动。练习书法还是一项全身性运动，既有身体上的锻炼，也练习了人的思维能力，使人能身心俱动，促进协调能力。再者，练习书法也有益于情绪的调节，书法能涵养气质，帮助人们培育良好的气韵。在书法练习过程中，伴随练习者书写慷慨激昂或意境清幽的诗词，其内心的抑郁、烦躁、焦虑的情绪能够得到很好的缓解，使练习者身心健康。所以书法练习既可通过习字的动作实现形神合一，又能通过诗韵宣发情怀、疏肝理气、健脾养心，形成身体与精神的协调，从而达到促进疾病康复、调剂生活的目的。

书法与中医。书法与中医也有着紧密的联系。阴阳学说是中医学的哲学基础，中医学运用它来阐释人类生命的起源、生理功能和病理变化，并指导临床诊断和治疗。阴阳学说同样也是书法的理论基础，清代刘熙载在讨论书法之道时曾提出了书法应该兼备阴阳二气。古人的很多论述都从根本上揭示了书法艺术的阴阳之理。中医强调"道法自然、天人合一"，认为人与自然是相通的，要适应自然并与自然融为一体，"人以天地之气生，四时之法成"[1]。书法的最高境界也是"外师造化，中得心源"，把宇宙、自然、人生、文化融于一体，书法家同样需要汲取自然的神情妙意，将书写的节奏变化与韵律变化融入线条墨迹中。另外，中医学认为七情是重要的致病因素，《黄帝内经》有"喜伤心""忧伤肺""恐伤肾""怒伤肝""思伤脾"[2] 的说法，情志活动异常会影响脏腑的功能。同时七情与书法也有着密切关系，唐代虞世南《笔髓论》就提出了字会随人的心志不同而各异，明代祝枝山也提出书法会随着人的喜怒哀乐各有变化。

四、绘画与健康文化

东方画系发源于古代中国，中国绘画在世界美术史上十分重要，它主要以毛笔为画具，按照其材料和表现方法可分为工笔、写意、水墨、白描、重彩等，其内容方面包括人物画、山水画及花鸟画三大类别。

从中国绘画的创作内容与形式出发，能发现古人寄情山水之间、心中包含万物的情感，讲究将积极向上的品格融入万物之中。在精神引导方面，中国传统艺术形式所包含的正向情感激励，能够潜移默化地影响创作者与欣赏者的心态。中国绘画是中国传统文化的重要组成部分，讲究整体气息的运用及下笔瞬间对全局的把握力，中国绘画艺术形式在进行精神引导的同时，还能对人的身体机能进行引导与调节，促进脑内递质的分泌，从而使人产生身心双重的快感，最终让创作者长期保持健康的心理状态

---

① 张登本等译：《今注今译黄帝内经》，新世界出版社，2008年，第147页。
② 张登本等译：《今注今译黄帝内经》，新世界出版社，2008年，第31～33页。

和对生活万物的热爱。

医画会通。中国绘画其实与中医学也有不可分割的联系。例如中医学中讲究的"神","生之来谓之精，两精相搏谓之神"①，"神"伴随生命而发生，能够指导临床诊断、治疗、养生等。养生指导中的"恬惔虚无，真气从之，精神内守，病安从来"②，就是说明保持良好的心态更有益于"神"的内守。在绘画中，"神"也是一个非常重要的概念。东晋顾恺之把传神作为评画的首要标准，提出"以形写神"与"迁想妙得"的理论。唐代张怀瓘在《画断》中提出评画的三条标准：神、妙、能。从中可以看出古代把表现神韵作为绘画创作和评价的重要条件之一。再如中医学和绘画对于"意"内涵的重视，中医讲求"医者意也"，而且此"意"具有"可得解而不可得言"的特点。而绘画也很注重"写意"，唐代王维创写意山水画，南宋梁楷创泼墨写意人物画，明代徐渭创写意花鸟画，几乎都是以写意为主、工笔为辅，同样强调绘画体现出来的主观情感，而非"形似"。

画中医事。在古代，很多画家以绘画的方式记录了医家举止、医疗场景或医事活动。北宋画家张择端《清明上河图》有一部分描绘关于医药店铺和医事活动的场景：反映治病救人的"赵太丞家""杨家应症"，挂牌经营"刘家上色沉香楝香铺"的香药铺，叫卖的药摊，坐诊的大夫，走街串户的郎中，等等。元代画家王蒙在《葛稚川移居图》中描绘了晋代医家葛洪携子侄搬家到现广东罗浮山炼丹的情景。这些画为后世了解当时的医药文化提供了史料，具有极高的文献价值。③

中国传统绘画艺术及文化内涵是中华文明最直观的表现，其

---

① 张登本等译：《今注今译黄帝内经》，新世界出版社，2008年，第59页。
② 张登本等译：《今注今译黄帝内经》，新世界出版社，2008年，第2页。
③ 何清湖、司银楚：《中医与中国传统文化》，人民卫生出版社，2018年，第86页。

独特、丰富的内容对于身体健康有促进作用，能够使患者的心灵得到升华，从身心两方面都获得艺术的感染。目前还有专门基于中国传统绘画艺术形式的治疗手段，已经在抑郁症、自闭症等领域取得了显著的成效。

第四节　风俗文化与健康文化

中国的风俗文化常常体现在衣、食、住、行等方面，我们可以从风俗文化中探寻出养生防病、健康长寿的传统理念。

一、饮文化与健康文化

饮文化中最为突出的两个方面为茶文化与酒文化。

（一）茶文化

茶是世界三大饮料之一，中国是茶的故乡，"茶"这个名称发源于中国。自古茶事内容极为丰富，涉及种茶、采茶、制茶、贮茶、煎茶、饮茶、茶道等，有源长的历史。而古代文人也多有与茶相关的诗词吟咏，充分表现了饮茶与健康息息相关，例如唐代卢仝在其《饮茶歌》中描写道："一碗喉吻润；二碗破孤闷；三碗搜枯肠，惟有文字五千卷；四碗发轻汗，平生不平事，尽向毛孔散；五碗肌骨轻；六碗通仙灵；七碗吃不得，惟觉两腋习习清风生。"[①] 它不仅抒发出卢仝对饮茶的喜爱，而且详细描绘了饮茶给人带来的身体上的益处。

茶叶按照制作方法和发酵程度的不同可分为六类，分别是绿茶、白茶、黄茶、红茶、青茶和黑茶。绿茶是经过杀青、揉捻、

---

① 张仁庆：《茶叶养生饮食》，中国社会出版社，2014 年，第 3~4 页。

干燥等工艺制成的茶叶，属于未发酵茶，保留了鲜叶的品质。白茶多为茶叶的芽头，身披白毫，只经过晒或文火干燥加工，属于微发酵茶。黄茶加工工艺近似绿茶，只不过在绿茶基础上多了一道"闷黄"的工艺，属于轻发酵茶。红茶则是经过萎凋、揉捻、发酵、干燥等一系列工艺制成的茶叶，属于全发酵茶。青茶其实就是我们平时所说的乌龙茶，为半发酵茶，经过萎凋、摇青、炒青、揉捻、烘焙等工艺制作出来。黑茶主要是紧压茶的制作原料，是经过杀青、揉捻、渥堆和干燥等程序制成的一种茶类。每种茶叶的加工工艺不同，决定了不同的茶叶适用于不同的人群和不同的季节、环境。

绿茶、黄茶性偏苦寒，可清热解暑，适合体质偏阳性者及青壮年，适合平素畏热喜凉、易急躁、精力旺盛的人。此类茶还适合在夏季阳气旺盛之时饮用，从地域上讲，在我国南方地区，饮用绿茶、黄茶者偏多，江苏的碧螺春、浙江的西湖龙井、四川的蒙顶黄芽、湖南的君山银针，都是人们耳熟能详的绿茶、黄茶种类。与上述两种茶相对应，红茶性质则偏辛温，可助养机体阳气，因此适合体质偏阴性者，其平素可有畏寒喜热，伴有手足或机体局部发凉，时有疲劳感，喜静少动等表现。而且红茶适合寒冷的冬季饮用，可以起到温暖人体的效果。对于白茶，有一种说法是"一年茶、三年药、七年宝"，强调白茶的性质会随其存放时间而发生改变。新茶性寒凉，三年白茶性质平和，后面随着时间的增加，性质越来越偏向温热，所以不同人群也需要根据白茶的年份来选择。青茶具有的清热生津的作用，更适合天气较为干燥的秋季饮用。

茶叶不仅可作为饮品，其本身提神醒脑、养阴生津、清热除烦、利尿解毒等功用也用于中医药领域，例如有名的治风剂川芎茶调散，就是在川芎、白芷、羌活、防风等一众祛风止痛药中加入清茶冲服，取其清利头目的作用。再如传统药膳五神汤，用茶叶、荆芥、苏叶、生姜、红糖，可疏风散寒、发汗解热。

（二）酒文化

除了饮茶，饮酒在中国传统饮文化中也占有重要的地位。周代大力倡导"酒礼"与"酒德"，形成了周代特色的"酒仪文化"；到了三国时期，酒风极盛，例如我们熟知的《三国演义》小说里面"煮酒论英雄"，也从侧面反映那个时期的酒文化；到了唐宋时期，酒文化与诗词、音乐、书法、绘画等传统中国文化相融合，更加兴盛，多姿多彩，酒从物质层面上升到了精神层面；明清以后，酒已成为人们生活中不可缺少的饮品，而且出现了非常流行的"专用酒"，比如元旦饮椒柏酒、正月十五饮填仓酒、端午饮菖蒲酒、中秋饮桂花酒、重阳饮菊花酒等，这时候酒与健康的关系越来越受到人们的重视。

酒自古以来就属于中药的范畴，《黄帝内经》中所说的"汤液醪醴"①，一般是由米、麦、玉米、高粱等粮食加酒曲酿造而成的，其性辛、甘、温，具有活血通络、祛风除湿的作用。这种粮食酒还具有温养脾胃的功效。很多汤药或中成药在制作的时候都加入了酒，借助酒的功效可使药物作用发挥得更好。比如有名的活血化瘀方剂——复元活血汤，在煎煮的时候就要加入酒，从而使整个汤药活血祛瘀的效力更强；祛风除湿的中成药——小活络丹，在加工的时候也需要把酒和药粉融合在一起制成药丸，提升其祛风湿的功效；众所周知的藿香正气水，在制药时也加入了酒精，以起到促进发散表寒、温化内湿的作用；中医在治疗跌打损伤时，也常常在外用药里面加入酒，以增加其活血化瘀、舒筋活络作用。

平时饮酒也可以起到预防疾病、促进健康的作用，但需要

---

① 张登本等译：《今注今译黄帝内经》，新世界出版社，2008年，第80页。

根据酒的功能性质及人体自身的体质偏向、地域环境、时令季节等进行选择。例如偏阴质的人群,平时怕冷、四肢冰凉,可以适量饮酒以温阳散寒;瘀血质的人也可借助适当饮酒活血化瘀。从地域、季节方面来说,西北、东北等寒冷地区及在寒冷的冬季,都可以适量饮酒以取暖,培护机体阳气。自古饮酒都是很有讲究的,例如《本草纲目》中记载螃蟹"咸,寒,有小毒"[1],多食易引起脾胃不适,配以热酒,则冷热相合、阴阳相调,缓冲了螃蟹寒的性质。现代也有很多人喜欢根据自身需要,泡制各种养生酒,例如活血化瘀的桃花酒,补肾填精的首乌酒、桑椹酒,补中益气的人参酒,等等。以上所说的酒是指用粮食酿造的白酒、黄酒等,需要注意饮酒的量和度,不能超出身体负荷。

二、食文化与健康文化

中国食文化源远流长,是我国各族人民辛勤的劳动成果和智慧的结晶,是中华民族传统文化的一个重要组成部分。《黄帝内经》《肘后备急方》《千金要方》《食疗本草》《饮膳正要》《随园食单》等著作,不仅突显了中国的食文化,更是提出了"医食同源"的观点。《黄帝内经》中指出:"辛走气,气病无多食辛;咸走血,血病无多食咸;苦走骨,骨病无多食苦;甘走肉,肉病无多食甘;酸走筋,筋病无多食酸。"[2] 葛洪在《肘后备急方》中也提出"取好豉一升……以好酒三斗,渍之三宿可饮,随人多

---

① 李时珍著,柳长华、柳璇校注:《本草纲目》,中国医药科技出版社,2011年,第1269页。

② 张登本等译:《今注今译黄帝内经》,新世界出版社,2008年,第141页。

少。欲预防，不必待时”①，以食疗的方法防治“风毒脚弱痹满”之病，说明饮食养生的理念自古就是人类的宝贵精神财富。

　　"吃什么"体现的健康理念早已融入古人的智慧当中，《黄帝内经》对食物的作用表述为“五谷为养，五果为助，五畜为益，五菜为充”②，意思就是谷物（主食）是人们赖以生存的根本，而水果、蔬菜和肉类等可以作为主食的辅助、补益及补充。这里的五谷，指的是稻、麦、黍、稷、菽五种粮食作物。稻指的水稻（大米），麦指的是小麦（面），黍指玉米［也包括黄米（小米）］，稷指的是高粱，菽则泛指各种豆类。其中小米是最被中医推崇的谷类，小米属热性，黄色，根据五行理论入脾胃，是最能够补益脾胃的。在中医看来，一日三餐中最不可缺少的就是各种粮食谷物，因此在吃饭时应有主食，而当下很多女性为了保持体形而拒绝食用主食，尤其不吃米、面类食物，其实很不利于身体健康，久而久之会引起疲乏、心悸、月经不调等异常表现。除了主食，五果、五畜与五菜也是《黄帝内经》中提到的有助于滋养机体的食物。其中五果指的是枣、李、栗、杏、桃，即大枣、李子、栗子、杏和桃，现在泛指各种水果。五畜，指的是牛、犬、猪、羊、鸡，也就是现在所说的各种肉类。成人食用肉类可以起到很好的补益作用；而对于儿童来说，需要控制肉类的摄入，食肉过多，加之小儿脾胃功能发育不成熟，会引发食积、消化不良等症状。五菜在古代指的是葵、韭、藿、薤、葱，可以理解为各种蔬菜的代称。《黄帝内经》中除了说明“五谷”“五果”“五畜”和“五菜”的作用，还提出了“脾病者，宜食秔米饭、牛肉、枣、葵；心病者，宜食麦、羊肉、杏、薤；肾病者，宜食大豆黄卷、

---

　　①　葛洪撰，陶弘景补阙，刘小斌、魏永明校注：《〈肘后备急方〉全本校注与研究》，广东科技出版社，2018年，第86页。

　　②　张登本等译：《今注今译黄帝内经》，新世界出版社，2008年，第139页。

猪肉、栗、藿；肝病者，宜食麻、犬肉、李、韭；肺病者，宜食黄黍、鸡肉、桃、葱"①的饮食建议。

食文化除了研究"吃什么"，还讲究因时因地去吃。例如每逢冬至这一年中最冷的时候，北方通常会吃饺子，四川则流行喝羊肉汤。饺子又名"娇耳"，它是包着羊肉、花椒、葱姜的面食放在锅里煮，因为这些食材都是辛温性质的，食用之后能温暖机体，所以北方一直沿袭着冬至吃饺子的习俗。而羊肉汤也是因为里面有羊肉、辣椒、葱、姜等食材，在冬至食用有助于阳气升发，保暖避寒。农历腊月初八这天喝的"腊八粥"，也是一种因时养生方式，腊八粥一般用八种当年收获的新鲜粮食和瓜果煮成，我们常吃到的传统食材包括大米、小米、玉米、薏米、红枣、莲子、花生、桂圆和各种豆类（如红豆、绿豆、黄豆、黑豆、芸豆等）。其中大米、小米、玉米具有补中益气的作用；薏米健脾化湿；红枣、花生补气血、强筋骨；莲子和桂圆可以养心安神；各种豆类也具有健脾、益肾、利肝、明目的作用，可以在冬季滋养人体，培护正气。

在中国传统文化中，还把某些具有特殊药用价值的食物制成色、香、味俱全的美食，即"药膳"。药膳发源于中国传统饮食及食疗文化，有中医学、烹饪学和营养学的理论指导，是健康文化与饮食的融合与延伸。

三、香文化与健康文化

中国用香的历史源远流长，据《天香传》记载，上古时代中国就已开始用香。最初用香可追溯到殷商时期，是将各种芳香类

① 张登本等译：《今注今译黄帝内经》，新世界出版社，2008年，第291～292页。

中草药直接焚烧，令其产生香味，用以清洁环境异味及调护身体，可称为熏香；"浴兰汤兮沐芳，华采衣兮若英"①，香汤沐浴也是春秋战国时期发展的一种用香手段，"扈江离与辟芷兮，纫秋兰以为佩"② 说明香囊的佩戴也是当时的一种潮流与文化。所以自古用香已超出了风俗的范畴，而与人体健康有着紧密的联系。

防病治病。香在防病治病方面有极大的应用价值。香味刺激人的嗅觉，给人带来精神上的愉悦，焚香产生云雾缭绕的情景，使人犹如置身仙境，古往今来，香在辟邪疗疾、修性养生等方面的多种作用得到充分发挥。例如道教持香修道重在启发心智，指引人的心灵达到超自然境界，从而使人的心灵得到解脱。道教认为有八种不同于世间凡香的"太真天香"：道香、德香、无为香、自然香、清净香、妙洞香、灵宝慧香、超三界香。南宋初，道教东华派创始人宁全真在《上清灵宝》中就有道教对香的内涵诠释，认为道教修行最讲清净、自然，用香既可以安神养命，还可以帮助人们归于大道之中。佛教认为"香为佛使"，所以焚香、上香几乎是所有佛事中必有的内容。佛教的香料种类非常丰富，所涉及的基本为芳香药物，如檀香、沉香、龙脑香、乳香、安息香、丁香、桂皮、鸡舌香、白芷、苏合香、甘松、茅根、藿香等。佛教非常推崇檀香，认为其不仅能治疗疾病，而且能给人带来愉悦。除了宗教用途，民俗中也经常焚香、熏香及佩戴香囊。

养生保健。据史料记载，中国历史上经常出现疫病，对于接二连三的瘟疫，民间常会利用各种节庆举行焚香驱疫仪式，并外用或内服各种芳香药，以除瘟消灾。《荆楚岁时记》中的端午节，主要以"败毒"为目的，人们熏燃菖蒲、蒿、艾等芳

---

① 林家骊译注：《楚辞》，中华书局，2010年，第41页。
② 林家骊译注：《楚辞》，中华书局，2010年，第3页。

香植物来除秽驱邪、预防疾病。在中国历史上还存在一种给衣物熏香的传统，如葛洪在《肘后备急方》中描述："沉香一片，麝香一两，苏合香（蜜涂微火炙，少令变色），白胶香一两……熏衣着半两许。"① 人们使用各种各样的香草、香花熏香衣物，可以防霉除湿、袖领留香，增添生活情趣。用香方面最为便捷的还是佩戴香囊，用薄荷、冰片、樟脑、茉莉、防风、丁香、木香、白芷、乳香、艾叶、苍术、槟榔等药物制成香囊，佩戴后可起到祛寒湿、提神通窍、健骨消滞、杀虫灭菌、增强身体抵抗力等作用，是最普遍的香具。多项临床试验也表明，中药香囊在防治呼吸道疾病和治疗失眠、食欲不振等方面具有良好效果。现代药理研究证实，芳香药物散发出来的挥发油一部分能通过皮肤吸收，一部分能通过黏膜吸收，进入人体后能够使神经系统兴奋，刺激鼻黏膜，使鼻黏膜上的抗体——分泌型免疫球蛋白含量提高，从而起到抗菌、抗病毒的作用，提高身体抵抗力与免疫力。

早在《黄帝内经》中就有"不治已病治未病，不治已乱治未乱"② 等预防疾病的养生谋略，即未病先防、既病防变、瘥后防复的理念，这充分体现了古代医学对疾病防治的重视。中国传统文化中包含的情志调节、养生防病、因时因地因人制宜等内容，就是朴素而丰富的健康文化的体现，也对人们的现代健康理念影响深远。

① 葛洪撰，陶弘景补阙，刘小斌、魏永明校注：《〈肘后备急方〉全本校注与研究》，广东科技出版社，2018年，第191页。
② 张登本等译：《今注今译黄帝内经》，新世界出版社，2008年，第11页。

第三章　健康文化与现代社会

第一节　健康教育与健康文化传播

一、健康教育

国家公共卫生与预防医学的重要职责就是能有效干预影响人民健康的主要因素，研究生活方式与健康的关系及其干预措施，运用科学有效的健康教育和健康促进手段，把公共卫生与医疗保健转化为普惠性的公众资源，保护和促进人民的健康。"普及健康生活"[1] 是"健康中国"建设重点领域之一，这再次提示了健康是人民幸福生活的重要保障，进一步突显了健康教育与健康促进在公共卫生领域的重要性。

（一）健康教育的概念与特点

健康教育（Health Education）是有计划地应用循证的教学原理与技术，为学习者提供获取科学的健康知识、树立健康观念、掌握健康技能的机会，帮助他们做出有益健康的决定和有效且成功地执行有益健康的生活行为方式的过程。[2]

---

① 杜玉升、徐勇：《〈"健康中国 2030"规划纲要〉指标解析》，人民卫生出版社，2017 年，第 199 页。

② 傅华：《健康教育学》（第 3 版），人民卫生出版社，2017 年，第 8 页。

1. 以受众对象为中心

健康教育就是要让受众对象全面参与或完全沉浸于对自身需求的确定和教育干预计划的制订,从而保证教育决策的合理性、目的的明确性、干预信息的适宜性和措施的可行性。理解和尊重受众对象文化背景、信仰、观念、态度和行为,使用合适的语言,并符合其年龄特征,保证教育干预活动取得好效果。任何健康教育活动都应以受众对象为中心,让其全面参与教育活动设计和实施的全过程。

2. 以行为改变为工作目标

健康教育要通过对目标人群开展健康知识传播、健康技能教育和行为干预。其最终目标是帮助目标人群减少或消除危害健康行为,养成促进健康的行为。健康教育的核心任务是通过影响人们对健康的理解,改善不良的行为,最终达到保护和促进人们健康的目的。

3. 应用性

健康教育是传播学、教育学、心理学、行为科学等学科的理论、方法和技术在干预健康相关行为中的应用,具有交叉学科的特点,也具有其自身独特的路线、策略和方法。作为一种方法学,健康教育被广泛应用于疾病防控、临床治疗、公共卫生等众多领域,但作为应用学科,健康教育具有通过普及健康知识、理念和技能,帮助人们养成健康行为,从而达到防治疾病、保护和促进人们健康的目的。

4. 多学科性

健康教育研究如何通过改变人们的健康相关行为,保护和促进健康的策略、方法和技术,是医学科学的重要组成部分。[1] 健康教育研究患者教育,也研究普通公众的健康素养;研究城市社

---

① 田向阳:《健康传播学》,人民卫生出版社,2017年,第119页。

区健康教育，也研究农村居民的健康教育，还研究社会学、人类学、传播学、教育学、美学、心理学等在内的社会人文学科在促进人们健康相关行为中的应用。

（二）健康教育的目标和任务

1. 健康教育的目标

健康教育的总体目标是通过开展教育活动，帮助人们养成有益于健康的行为和生活方式，从而维持、促进和改善个人和社区的健康。此目标包括三个方面的内容：一是培育或激发个人和社区对预防疾病和维持健康状态所应具备的责任感；二是辅佐个人和社区做出有益于健康的决定和选择；三是通过实行环境保护和疾病预防措施坚持保护消费者、鼓励其广泛参与等，引起社区对健康议题的重视。

2. 健康教育的任务

健康教育的主要任务可归纳为六个方面：一是提高人们保护和促进健康的自我效能感；二是通过激发人们的健康意识、态度和动机等，改善人们行为；三是展开健康传播，提高健康素养；四是采取行为干预，消除行为危险因素；五是组织指导和开展技术推广；六是对健康相关行为进行科学研究。值得注意的是，健康教育的核心任务是帮助人们通过健康理念影响和改变行为，而不是单纯的传播知识。

（三）健康教育与健康素养

健康教育和健康信息与现代化技术紧密相关。随着人们对自身健康关注度的提高，主动寻求健康知识的意识增强，如何正确地获取、理解和应用健康信息便成为人们关心的问题。

健康素养（Health Literacy）是在进行与医疗服务、疾病预防和健康促进有关的日常生活时，获取、理解、评价和应用健康信息来做出健康相关决定以维持或提高生活质量的知识、动机和能力。健康素养是一种由后天培养训练和实践而获得的技巧或能力，包括阅读、听、写、说和计算等一系列对健康产生影响的能力。随着时间和环境的变化，健康素养也在不断地发展，贯穿于人的整个生命过程。①

世界卫生组织欧洲区办事处从健康信息处理过程中涉及的获取、了解、评价及应用四个过程以及在医疗服务、疾病预防和健康促进三个层面所形成的十二个维度，构建了健康素养整合模型的理论框架，如图 3-1 所示。

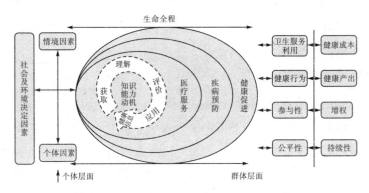

图 3-1　健康素养整合模型的理论框架②

在健康素养整合模型的理论框架中，同心椭圆形的中心即处理健康有关信息的四个过程（获取、理解、评价、应用）和其所涉及健康信息相关的知识、能力和动机是健康素养的核心要素。图形左侧所展现的是按逻辑由近及远进行排列的影响因素，个体因素和情境因素为近端影响因素，社会及环境因素为远端影响因素。图形右侧表明健康素养和健康相关产出之间的联系，包括卫

---

① 傅华：《健康教育学》（第 3 版），人民卫生出版社，2017 年，第 10 页。
② 傅华：《健康教育学》（第 3 版），人民卫生出版社，2017 年，第 10 页。

生服务利用与健康成本、健康行为与健康产出、参与性与增权、公平性与持续性。图形上方表明健康素养参与生命全程，下方揭示了健康素养是从个体层面扩展到群体层面的。

提高健康素养的主要手段是健康教育。健康教育在增加人们的健康知识的同时，更注重让人们学会相应的技能和树立自信心，通过获取、理解、评价和应用健康信息做出维持健康的合理决策。健康素养不仅是衡量个体或群体是否有能力保持健康的指标，同时也是健康教育干预效果的评价指标。较高的健康素养是公民素质的重要组成部分，也是体现一个社会文明与进步的重要标志。

二、健康促进

人们的生活习惯和行为方式有一定的固定性，其中有一些可以或能够通过提高自身认识、转变观念实现改变，但有一部分行为生活方式的改变可能受到外部环境和其他因素的限制，比如虽然患者知道患病后应及时就医，但是由于医疗资源的不平衡、医疗机构的诊疗水平低、就医便利度不足、就医价格昂贵等因素制约，一些患者采取拖延或自我治疗的方式；再比如一个人要戒烟时，如果周围的人持续吸烟，这种情况下他很难避免诱惑和干扰，使戒烟难以成功。可见，仅仅自身具备健康知识还远远不够，还需要外在环境、其他因素的支持，才能更好地把健康行为的意愿转变为切实行动，这就是健康促进的内容。

2005 年世界卫生组织《曼谷宪章》对健康促进的定义是"增加人们对健康及其决定因素的控制能力，从而促进健康的过程"①。

---

① 傅华：《健康教育学》（第 3 版），人民卫生出版社，2017 年，第 11 页。

（一）健康促进的性质与特点

1. 健康促进的核心是提高人们对健康影响因素的管理能力

健康促进是增强个人、团体或社区成员控制健康影响因素的能力的过程。① 个人、群体和机构为了实现健康的愿望，达到生理、心理和社会的完好状态，需具有改善或管理健康影响因素的能力。健康促进是帮助、促使或支持人们达到其自身健康目标的过程，使人们清楚自己在保护和改善健康方面要有所行动。英国"塑造健康促进未来组织"就是倡导人们要掌握自身的健康状况，尽量做自己健康的主人，保持轻松自如的健康生活。

2. 健康促进强调社区参与

社区帮助生活在一定区域的具有共同需求的社会群体，通过分析其需求，做出决策，建立相应机制，使社区成员需求得到满足，同时能够主动挖掘自身的潜能，调动自身的资源和力量，自觉、自愿地采取健康行动。社区成员的广泛参与是健康促进成功的关键。健康促进公共卫生的核心策略是通过与社区成员的充分沟通，达成保护和促进健康方面的共识，找到共同目标和利益，建立合作伙伴关系。

3. 健康促进强调健康责任

健康促进通过实施倡导、赋权和协调的基本策略，督促社会相关部门、社区、家庭和个人，承担各自对保护和促进健康应有的责任，共同维护和促进健康发展。健康促进强调公众和社会各系统履行自己对健康的责任，主动参与消除危害健康因素的过程中。提高人们对健康的责任感是健康促进的重要目标之一。

---

① 田向阳：《健康传播学》，人民卫生出版社，2017年，第140页。

4. 健康促进注重把健康理念应用到各个领域

健康促进的目标之一是促使人们居住、生活、工作和休闲的场所成为保护和促进人们健康的资源。自 1986 年第一届国际健康促进国际会议后，《渥太华宪章》所提出的健康促进思想和理念就被全世界各国广泛应用到医疗卫生实践中，健康促进在学校、医院、社区和工作场所、城市、村庄等场所起到了促进行动的作用。

5. 健康促进推动健康文化的形成

健康促进的重要目标之一是推动健康文化的形成，即人人爱护健康、崇尚健康，人人都能做到积极主动地保护和促进健康。将健康理念融入所有政策，融入社会和个人生活的方方面面，坚持健康的生活方式，积极承担对保护和促进健康所应负有的责任。

（二）健康教育与健康促进的关系

教育和促进是两个不同的概念。教育是指有目的、有计划、有组织地对目标人群施加影响，传授知识和技能，进行长期、系统的指导、训练和培养的过程。促进则是"促使前进""推进""加快""推动向前发展"的意思。①

健康教育与健康促进紧密联系。健康教育发展到一定阶段便产生了健康促进。在概念上，健康教育属于健康促进的一部分，也是健康促进策略中最活跃的一部分。健康促进通过倡导、赋权和协调，创建有益于健康的政策改革和支持性环境，实施有益于健康的社会行动，达到促使人们对健康负责任的目的。健康促进实质上是通过宣传、鼓励、推进等社会传播活动，改善和助推人

---

① 田向阳：《健康传播学》，人民卫生出版社，2017 年，第 135~136 页。

们的健康生活理念，其最终目的是促进健康，使人们能自主获得健康的选择权。而健康教育是帮助个体和群体了解并掌握健康知识和技能，提高健康素养水平和自我保健能力，促进其做出正确的健康选择，从而养成有利于健康的行为和生活方式。

健康教育是健康促进的基础和关键性措施，嵌入健康促进的各个环节。无论是有益于健康的公共政策开发还是社会动员，都要首先对人们进行健康教育，帮助人们增强健康意识，了解和掌握必要的健康知识和技能，提高健康素养。健康促进为健康教育的实施提供战略指导思想，提供包括政府的承诺、配套法规、机构等政策支持。由此可见，健康教育不能脱离健康促进，健康促进也不能没有健康教育。

三、健康教育与健康促进的作用

（一）健康教育与健康促进是实现医学核心价值的根本策略

1946 年世界卫生组织提出健康的定义，这是首次从生理、心理和社会整体层面提出健康的定义。从生物学、生理学意义上的疾病、残疾和伤害的角度考虑个体是否健康转变为从生物、生理、心理、行为、社会等多角度来解释健康，传统的医学观念被重新诠释。医学既非生物学，也不是疾病学，而应该是保障和促进人类健康的一门科学。

自 20 世纪 50 年代以来，健康教育和预防服务一直是公共卫生领域的主要工具。解决人类健康问题从仅仅依靠传统的生物医学技术，发展到运用社会的、文化的、经济的、教育的综合措施，特别是现代社会的健康教育和健康促进可以帮助人们掌握医学科学知识和自我保健技能，教会人类避免危害健康的因素，养成科学、文明、健康的行为习惯和生活方式。真正的健康无法通过持续的医疗行为、药物治疗来维持和保障。美国的一项研究指出，美国近一个多世纪以来平均期望寿命延长了30岁[1]，而其中大部分原因要归功于公共卫生的发展，这与健康教育和健康促进的发展密不可分。在具体临床实践中体现为，健康教育者向患者、家属传授健康保健知识和技能，开展心理疏导，指导他们形成健康行为与生活方式，将整体健康观贯穿医疗过程。

（二）健康教育与健康促进是培育健康素养和健康文化的重要措施

1. 健康教育与健康促进是提高个人健康素养的重要举措

世界卫生组织认为健康素养水平能显著影响人类健康水平，也能影响人们对健康信息的需求；健康素养低下会引发不良的健康后果，增加慢性病的发病率，增加医疗费用负担；人群的健康素养水平是健康公平的重要影响因素之一。健康教育的重要目标和任务之一就是提高健康素养。健康教育主要通过与目标人群分享并交流有关疾病预防、健康保健和卫生服务的信息等健康传播方式，运用教育学的理论方法改善目标人群健康观念，提升其健康知识水平。同时干预或指导目标人群的行为和生活方式，帮助其践行健康理念和提升健康技能。健康教育还通过学校健康教育、医院健康教育、社区健康教育、工作场所健康教育和大众媒体健康传播等不同方式来提高人们的健康素养。

---

[1] 田向阳、程玉兰：《健康教育与健康促进基本理论与实践》，人民卫生出版社，2016年，第13页。

2. 健康教育与健康促进是塑造社会规范、缔造健康文化的有效策略

社会规范（Social Norm）是指一个社会群体所具有的成文或不成文的规矩或规则，大多情况下，社会规范主要是通过社会暗示的形式影响着人们的行为，实际上也是一个群体的价值取向。① 它主要包括强制性规范、期望规范、公开性规范、暗示性规范等，比如礼仪习俗、政策法规、群体行为准则、对他人如何行事的心理预期等。社会规范随着社会的发展而发展，这使得健康教育与健康促进工作者要在不同群体中既维护已有的、有益于健康的社会规范，消除不利于健康的社会规范，又要创建有益于健康的新的社会规范。

文化就是一种被人们共同遵守的价值体系，比如风俗习惯、教育科技、生活方式、宗教信仰等。健康文化实质上是一种关于健康的价值体系，是人类在同自然和疾病斗争的实践过程中逐渐形成的对健康的认知、观念、知识、制度等意识形态和行为方式，以达到防治疾病、维护和增进健康的目的。健康促进则是运用传播学方法，广泛动员和激发社会各界的力量，增强人人承担自身对健康的责任意识，倡导在健康政策、项目、立法、理念、行为等方面的改变，引导全社会支持健康行动，努力寻求共同的健康目标和愿景，推进健康文化的形成。

（三）健康教育与健康促进是疾病治疗和康复的重要组成部分

1. 医院健康教育与健康促进是法律赋予医护人员的职责

法律赋予医护人员开展健康教育与健康促进的职责。例如

---

① 田向阳、程玉兰：《健康教育与健康促进基本理论与实践》，人民卫生出版社，2016年，第13页。

《中华人民共和国执业医师法》第二十二条就对医师在执业活动中应该履行对患者进行健康教育的义务进行了阐述。另外，《中华人民共和国执业护士法》《中华人民共和国传染病防治法》等政策法规中都有涉及健康教育与健康促进推广原则和实施要求的相关条例。这些法律法规进一步明确了医护人员和各级人民政府宣传卫生保健知识、进行健康教育的职责。

2. 健康教育本身就是一种治疗方法

在患者就医的临床实践中，让患者了解其疾病、诊断方式和治疗方案，并对其进行教育、咨询和指导，是有助于疾病治疗和康复的，与药物和手术治疗具有同等价值的治疗作用。对于心脑血管疾病、癌症、糖尿病等慢性病患者开展个体化的用药和生活方式指导，其治疗和康复的效果显得尤为突出。多数医者赞同在临床治疗和预防保健过程中，应为患者开具信息处方（Information Therapy）。[1] 在西方发达国家的一些医院中，在对患者进行会诊时需有健康教育医师在场。一些医院还规定，所有医护人员每年必须接受健康教育方面的继续健康教育学习或培训才允许继续执业。而对于心理咨询、心理治疗来说，其主要工作就是对患者进行心理健康教育。[2]

3. 健康教育提升医患双方满意度

在临床中，医护人员在让患者了解病情和治疗方案的同时，对患者需求、观念和心理预期也要有一定的了解。对患者采取有针对性的健康教育，调整患者情绪，促进患者对治疗信息的理解，既能提高医患双方的满意度，还能提升医护人员的工作成就

① 田向阳、程玉兰：《健康教育与健康促进基本理论与实践》，人民卫生出版社，2016年，第14页。
② 田向阳、程玉兰：《健康教育与健康促进基本理论与实践》，人民卫生出版社，2016年，第14页。

感，减轻其工作压力。研究表明，医护人员的健康传播技术与患者对治疗建议的依从性、慢性病的自我管理和采纳预防性健康行为之间存在显著的正相关关系。同时，过去三十年的研究证实，医护人员的解释、倾听和同情心会对患者的恢复造成显著影响。[①]

（四）健康教育与健康促进是公共卫生的基础和核心

1. 健康教育与健康促进是公共卫生的核心组成部分

公共卫生是通过预防医学、传染病控制、采取卫生措施及监测环境危害因素等措施，保护和改善社区健康的一门科学和实践活动。[②] 它包括对重大疾病，尤其是传染病（如霍乱、艾滋病、炭疽、新型冠状病毒肺炎等）的预防、监控和治疗，对食品、药品、公共环境卫生的监管控制，以及相关的卫生宣传、健康教育、免疫接种等。

公共卫生是事关一个国家或一个区域人们健康的公共事业，在政府主导下，通过国家策略、配套措施，消除、减少和控制健康的危害因素，达到预防疾病，保护和促进公众健康的目的。

公共卫生具有三个核心功能：一是评估和监测人群的健康状况和社区卫生需求，确定健康问题和优先领域；二是研究制定解决地方和全国性健康问题的全面公共卫生政策；三是保证所有人群都能获得适宜的、符合成本效益原则的健康服务，包括疾病预防、健康教育和健康促进服务，并对其效果进行评价。健康教育和健康促进强调的是建立社会支持性环境、消除行为危险因素、

---

① 田向阳、程玉兰：《健康教育与健康促进基本理论与实践》，人民卫生出版社，2016年，第14页。

② 田向阳、程玉兰：《健康教育与健康促进基本理论与实践》，人民卫生出版社，2016年，第14页。

改善行为与生活方式。这是公共卫生的重要组成部分，也是公共卫生措施中消除健康危害因素的重要措施之一。

2. 健康教育和健康促进是实现公共卫生策略的重要方法

公共卫生政策最终要转化为民众预防疾病、促进健康的能力和行动，主要通过人们自身的行为实践得以实现。在引导人们的行为朝着公共卫生要求的方向发展时，健康教育与健康促进发挥了举足轻重的作用，向大众传播健康保健知识和技能，改善支持性环境，保证公共卫生策略和措施的实现。

3. 健康教育与健康促进调动了大众维护健康的积极性

健康教育与健康促进通过开展教育活动、传播健康技能、营造支持性环境等方式，帮助人们充分认识健康的重要性，养成有益于健康的生活方式和行为，获得保护和促进健康的知识和技能，提高人们的基本健康素养，持续改善个人健康，促使个人、家庭和社会积极行动起来，理解和配合各种公共卫生政策和措施，开发与发现有利于健康的社会资源，共同消除影响健康的危害因素，预防疾病，保护和促进健康。比如，在全球新型冠状病毒肺炎肆虐的情况下，中国政府多渠道、多方式、多点位地进行疫情知识的宣传教育和传播，使公众及时了解症状、传播途径等基本知识，树立强烈的自我保护意识，自觉维护个人和社区的健康。在中国政府为民众提供免费治疗和预防接种的政策支持和倡导下，人们积极配合核酸检测，主动接受疫苗接种，出行自觉佩戴口罩等，为全世界抗击新型冠状病毒肺炎疫情做出了表率。

（五）健康教育与健康促进是预防疾病的重要措施

1. 传染病的预防控制

传染病一直以来都严重威胁着人类健康，尽管人类在抗击传染病历程中取得一个又一个的胜利，比如消灭了天花，基本消除了鼠疫，但仍然存在新发再发传染病大规模流行的隐患。肺结核、艾滋病、SARS、肝炎、新型冠状病毒肺炎等危胁着人类健康，对传染病预防控制显得尤为重要。传染病预防控制主要包括切断传播途径、隔离传染源和保护易感人群三个方面，而健康教育在传染病预防控制阶段起到了至关重要的作用。要切断传播途径，就需要通过健康教育让大众避免接触传染病病原体或传染源，宣传有益于健康的卫生习惯，传授必要的自我防护技能。要隔离传染源，就需要通过健康教育让大众了解病原携带者及传染病防治知识，发现、识别病原体和传染源，增强传染病患者避免二次传播的责任意识，避免传播扩散，同时对疫源地进行"消杀灭"等。要保护易感人群，就需要通过健康教育提高公众的传染病防控意识，使公众做好必要的个人防护措施。

2. 慢性非传染性病的预防控制

2018年，联合国大会预防和控制非传染性疾病问题第三次高级别会议就针对慢性非传染性疾病进行了讨论，呼吁公众重视慢性非传染性疾病，因为慢性非传染性疾病不仅会对患者本身产生影响，也会对国家财政、医疗体系和全球经济带来负担。会议强调应该将慢性非传染性疾病相关事项纳入更广泛的卫生和发展议程。联合国慢性非传染性疾病峰会早在2011年就把癌症、心血管疾病、慢性呼吸系统疾病和糖尿病四种慢性非传染性疾病列为需要重点控制的疾病，把不健康饮食、酗酒、吸烟、缺乏锻炼四种不健康的生活方式作为需要优先控制的，同时指出慢性非传染性疾病的发生和发展虽然与人类生物学（如遗传、年龄、感染）、卫生环境与服务，社会和物质环境等因素有关，但主要还是个人长期持续的不良生活方式所致。

健康教育作为重要防控干预策略，便成为改变人们不良生活方式、养成良好生活习惯的重要途径。各国半个多世纪来的实践表明，健康教育与健康促进通过普及卫生防疫知识，传授健康相关技能，改善不良生活习惯和生活方式，创造良好的健康生活氛围。各国政府出台了有益于慢性非传染性疾病预防控制的政策，对慢性非传染性疾病的防控有着积极意义。自20世纪70年代以来，欧美发达国家开展了一些慢性非传染性疾病干预项目，影响最大、结果最权威的两个项目分别是芬兰的北卡累利阿项目和美国的斯坦福五城市项目。这些干预项目的实施结果都表明，健康教育与健康促进是减少心脑血管病、糖尿病等慢性非传染性疾病发生的有效措施。国内外多项研究同时表明，健康教育在心理健康、伤害预防等方面也发挥着重要作用。[①]

3. 突发公共卫生事件预防控制

突发公共卫生事件是指突然发生的，造成或者可能造成社会公众健康严重损害的重大传染病疫情、群体不明原因疾病、重大食物和职业中毒及其他严重影响公众健康的事件。[②] 健康教育与健康促进通过传播突发公共卫生事件应急知识与技能、应急事件的健康教育和健康传播、风险沟通和权威信息发布，在提高公众的应急意识和能力的同时做好防范，使其尽快了解突发公共卫生事件的性质、特点，快速掌握自我防护技能，积极有效配合应急处置措施，防止危害范围的扩大和蔓延等方面发挥着至关重要的作用。同时借助媒体进行正向舆论引导，缓解公众的焦虑，稳定公众的情绪，确保应急处置工作科学有序地开展。

---

① 田向阳、程玉兰：《健康教育与健康促进基本理论与实践》，人民卫生出版社，2016年，第16页。
② 田向阳、程玉兰：《健康教育与健康促进基本理论与实践》，人民卫生出版社，2016年，第16页。

四、健康传播

健康一直是人类关注的话题，研究者也一直在探寻治疗疾病的方法和途径，并将其成果告知大众。在古代，人类主要靠直接观察获取健康信息，以少数人自发的行为、口传心授或少数文献记载的方式进行健康信息的传递，健康传播尚处于朴素的、偶发的低层次阶段。随着医学的发展，社会学、传播学、人类学等学科日益成熟，政府、医院、学校和媒体等社会机构以组织化、规模化的方式有目的、有计划地进行健康信息传递，健康传播呈现出自觉、科学、有序的状态。进入信息化社会后，极为丰富的健康信息已成为人类生产生活中不可或缺的一部分，信息传播成了人类生存与发展的一种基本方式，健康传播呈现出普遍化、常态化的特点，也逐步发展为健康教育与健康促进工作主要手段之一。

（一）健康传播的概念与特点

1. 传播的概念与特性

传播有传送或散布的含义，是一种动态的行为，英文的传播（Communication）一词起源于拉丁语，有交往、通信、交流、交际、交通等多种含义。1988年，我国出版了第一部《新闻学字典》，将传播定义为"传播是一种社会性传递信息的行为，是个人之间、集体之间及个人与集体之间交换、传递新闻、事实、意见的信息过程"①。传播是随着现代社会新闻信息技术和大众传媒活动的发展而发展的，传播学研究者尝试从不同的角度诠释传播的概念，但都强调传播的信息属性。

---

① 傅华：《健康教育学》（第3版），人民卫生出版社，2017年，第214页。

信息传播活动自人类产生之时就已出现，经历了语言传播、文字传播、电子传播和网络传播四个阶段，其进化实质是使用符号和传播方式的演变和进步，具有以下特性：

一是社会性。从传播的定义可得知，传播是一种社会性行为，包括个人之间、集体之间及个人与集体之间的信息交换。传播渠道、传播方法与技术的改变体现了社会的发展，传播内容影响人们对社会的了解与认知，传播的对象和范围反映了人们的社会角色和地位，传播过程反映了各个相互作用、相互联系的构成要素之间的社会关系，传播效果易产生社会认同心理。

二是双向性。施拉姆提出的双向传播模式揭示了信息传播过程的循环性，强调了信息传播过程是一种双向的互动行为，传播者与受传者的角色在反馈信息时发生转换，受传者在反馈信息时成为传播者，传播者在接受反馈信息时成为受传者。这种传播过程的交流体现了双向性和互动性，也为达到理想的传播效果、获得观念认同奠定了基础。

三是共享性。传播是通过符号传递、意义共享来建立认知的共通性。传播者向受传者传递一则消息、一种思想或态度等，受传者在知晓、认同、转变态度并采取行为的过程中，双方共享信息、观点或情感。它是将传播者独有的信息转化为更多人共享的过程。

四是符号性。符号是信息的载体，是信息的外在形式。它是信息传递不可或缺的基本要素。符号具有形式和意义两方面的属性，信息传递必须以传受双方对符号含义的共同理解为基础。传播者对传播信息进行编码、整理、制作，并通过语言、文字、图画、表情、动作等语言符号或非语言符号进行传递；受传者接受、转换符号，并对信息进行理解和吸收。

五是目的性。传播者通过符号对信息进行传播，以期获得受传者的反馈信息，或建立与他人的社会协作关系，或重塑自我认知和相互认知，或满足基于人的社会性的精神和心理需求。整个传播过程伴随着人的态度、感情、价值和意识形态并充满人的主观能动性，且带有一定的目的。

2. 健康传播

关于健康传播，目前还没有达成一个统一的定义。我国学者对健康传播的定义最早见于 1993 年北京医科大学主编的《健康传播学》一书。1996 年，我国健康教育学者对健康传播做出了一个定义：健康传播是指通过各种渠道，运用各种传播媒体和方法，为维护和促进人类健康而收集、制作、传递、分享健康信息的过程。[①] 2004 年钮文异对健康传播下了定义。他认为，健康传播是传播学的一个分支和部分，是指以"人人健康"为出发点，运用各种传播媒介渠道和方法，为维护和促进人类健康的目的而制作、传递、分散、交流、分享健康信息的过程。[②] 2012 年任杰在《试析健康传播实践的兴起与发展》一文中指出，健康传播为一种多层面和多学科融合的传播方式，面向不同的受众传递与健康相关的信息和知识，其目标在于影响、参与或改变个人、群体、健康专家、特殊人群、政策制定者等受众人群的健康态度和健康选择，从而最终为人类营造出一个健康的生存环境。[③]

美国传播学者埃弗里特·罗杰斯在 1994 年对健康传播提出一种解释。他认为，健康传播是一种将医学研究成果转化为大众的健康知识，通过态度和行为的改变以减少疾病的患病率和死亡

---

① 傅华：《健康教育学》（第 3 版），人民卫生出版社，2017 年，第 218 页。

② 钮文异：《健康传播（一）》，《中国健康教育》，2004 年第 20 卷第 3 期，第 222～224 页.

③ 任杰：《试析健康传播实践的兴起与发展》，载《科技传播创新与科学文化发展——中国科普理论与实践探索——第十九届全国科普理论研讨会暨 2012 亚太地区科技传播国际论坛论文集》，科学普及出版社，2013 年，第 603～611 页。

率，有效提高一个社区或国家生活质量和健康水准为目的的行为。[①] 这一解释从提高大众健康水平为出发点，在研究个体健康、医学和社会三方面关系时，强调健康传播的目的性，后被众多学者引用。

健康传播是一项有利于健康的活动。它借助于传播策略将健康相关信息与知识告知公众，以促使公众转变态度并做出有利于健康的决定。健康传播是传播在公共卫生和医疗服务领域的具体和深化，既具有传播的共有特征，又有其自身特点和内在规律。

一是健康传播具有公共性和公益性。健康传播是向公众提供包括疾病危险因素及防治知识、卫生保健及康复知识等，开展风险传播，帮助个人提高健康意识，获取健康相关信息，促使个人合理使用健康保健服务，做出有益于健康的决定，采取有利于健康的行为，提高健康保健公共服务的利用率。同时，健康传播可提高全社会对健康的关注度，对健康相关的政策和制度的制定与实施产生一定的影响，促进健康公共服务朝着有利于公众健康的方向发展，促进健康文化在全社会推广。

二是健康传播对传播者有较高的素质要求。在健康传播活动中，传播者需要将健康相关的科学知识和信息、健康技能等通过编码、制作向受传者传递，并尽最大可能实现传播者的意图和目的，达到预期的传播效果。这就要求传播者不仅要具有编辑、组织符号的技能和良好的沟通技巧，还需具备医学或相关学科教育背景。

三是健康传播传递的是健康信息。从 1994 年罗杰斯对健康传播的定义可看出，健康传播是将医学研究成果转化为健康知识向公众传递，让公众知晓健康信息，认同健康信念后转变态度以

---

① 傅华：《健康教育学》（第 3 版），人民卫生出版社，2017 年，第 218 页。

采纳健康的行为，由此提高公众的健康意识和健康素养。

四是健康传播具有明确的目的性。健康传播是一个有结构的连续过程，传播者对传播符号进行编辑、制作、组织，将健康信息通过各种渠道，利用各种媒介有效、便捷、科学、准确地传递给受传者，以利于受传者能更好地接收、还原符号，了解及领悟健康信息的内涵，最终达到采纳健康的行为的目的。以预防青少年吸烟行为为例，健康信息的传播过程可以分为：通过各种健康传播活动，中小学生知晓"吸烟有害健康"的知识（知晓信息）；相信吸烟是有害健康的行为（信念形成）；不喜欢他人吸烟（态度转变）；学会拒绝吸第一支烟（行为形成）；最终养成不吸烟的良好生活习惯。[①]

五是健康传播过程具有复合性。从健康传播的主体传播者来看，传播者可以是从事媒体传播者，也可以是个人、群团、组织或机构。受传者也可以是个人、群体或组织。传播者通过各种渠道，利用多种媒介，将健康信息传递给受传者，受传者接受、转换并反馈信息。这种通过多级传播、多种传播媒体、多层反馈而产生的互动性和泛层级性，模糊了传者与受众的区别，使健康传播的过程具有复合性。

（二）健康传播的分类

1. 根据传播对象和范围分类

（1）自我传播。

它代表人类个体思想内部的健康传播过程，主要包括传播者对健康相关政策、法规、理论和证据进行接收（如视觉、听觉、触觉）、分析、记忆、存储和输出（态度、情感、行为）等，并做出有利于保护和促进健康的决定。它主要研究健康保健服务受

---

① 傅华：《健康教育学》（第3版），人民卫生出版社，2017年，第218页。

传播者的健康信念、态度、价值等心理过程的影响。

（2）人际健康传播。

它包括健康教育、医患传播、健康咨询等。医患传播是一种特殊的人际健康传播，医者与患者通过面对面交流，在疾病诊断、治疗方案、康复建议等方面进行沟通，建立医患信任关系，在为医生做出准确诊断、提高治疗效果、消除医疗鸿沟、减少医疗事故等方面的发挥举足轻重的作用。

（3）群体健康传播。

人类传播的本质属性是社会关系，每个人都生活在一定的群体中。群体成员间健康信息交流和互动的主要内容和话题就是疾病和健康，成员间相互分享健康信息、学习疾病治疗与康复知识、体会与模仿健康技能。在群体规范、群体文化的影响下，通过小组讨论、自主学习、同伴教育等方式，改变个人的健康观念和生活方式，做出健康保健决策，改善健康行为，从而达到预防疾病、保护和促进健康与康复的目的。

（4）组织健康传播。

每个人都通过社会组织系统获取生存所需的物质资料和精神需求，存在并依赖于社会组织。组织健康传播通过医院健康宣传、社区健康传播、企事业单位健康培训等方式，针对目标人群，确定计划目标，制定传播活动策略，协调相关组织机构和专家参与，为个体提供健康资源和卫生保健服务，以减少健康危险因素，促进个人采纳健康行为。组织健康传播包括组织内健康传播和组织外健康传播。

（5）大众健康传播。

社会媒介组织通过印刷类（报纸、杂志、图书）和电子类（电视、电影、广播、互联网）等大众传播媒介，运用一定的传播技术和手段，向社会大众公开传递健康信息。随着 Web 2.0 的兴起，新媒体为大众健康传播提供了新方式、新技术手段，呈现出传播主体和内容多元化、传播渠道互动化、受众精准化、效果高效化等特点。大众健康传播及时把社会生活中健康相关事件和信息、健康保健知识等反馈给大众，促进社会环境监视功能、文化传递功能、社会协调功能和娱乐功能的协调发展。

2. 根据传播渠道和媒体分类

根据传播渠道和媒体分类可以将健康传播分为以下几种形式：

（1）口语传播。

传递健康信息采用面对面口头交流的方式。其具有传播途径短、时效性强、反馈及时、干扰少等特点，因而被列为健康教育的基本形式，如口头交谈、培训讲座、健康咨询、小组讨论等。

（2）文字传播。

它以文字印刷形式进行健康传播。文字使听觉符号转变为视觉符号，不受地域和时间的限制，大大提高了健康传播的广度和范围，同时也是健康文化得以传承的基础保障，如中医古籍、医药报刊、医学图书等。

（3）民间文化传播。

来自社会底层、产生于民间生产生活中的、由民众自发创造的自娱自乐型通俗文化，通过民歌民谣、社区短剧、滑稽剧、节庆演出等方式实现健康传播。它具有易于接受、参与广泛、寓教于乐等优点。

（4）新媒体传播。

它利用数字压缩和无线网络技术，通过计算机网络、无线通信网、卫星等渠道，以及电脑、数字电视、交互式网络电视（IPTV）、手机终端等向用户提供包括视频、音频、语音等集成健康信息和服务。新媒体传播打破了媒介之间的壁垒，能及时为患者提供关于不同健康状况的信息，开展健康教育、健康干预和健康促进，既可拓展信息渠道又可提供在线咨询，促进医患、医医、患患之间对话等，可实现健康信息的远距离快速传播和受众群体的广泛覆盖。

（三）健康传播的社会功能和价值

人具有生物和社会的双重属性，人类的本质特征是社会属性。人类的疾病与健康受社会政治、经济、环境、文化、风俗习惯、生活方式等因素影响，健康问题的实质就是社会问题。作为促进全民健康和提高国家的生活质量与健康水准的主要手段的健康传播，具有不可替代的社会功能和社会责任。

1. 健康传播社会功能的内涵

人类传播活动中涉及大众健康的就是健康传播，它是一种传播活动类型。健康问题是社会中每个个体的问题，每个个体都需要了解健康与保健知识、影响健康的各种因素及疾病预防知识等，形成正确的健康观念。由于人的社会属性，健康传播不仅仅与单个的个体存在联系，还与各种复杂的社会环境与社会生活紧密相关。健康传播的实质就是随着社会的发展不断变化的社会实践活动。它在进行信息传播的同时，起着社会组织、社会建构与社会发展的作用。同时社会又反作用于健康传播，建构着健康传播，因此健康传播具有显著的社会参与的特性。按照拉斯韦尔和赖特对大众传播的社会功能的概括，健康传播的社会功能包括环境监控功能、社会协调功能、文化传承功能和娱乐教导功能。

环境监控功能。及时收集并提供社会各种健康信息、疾病防治知识、突如其来或将要发生的公共卫生事件，让公众了解环境的变化，认识自身所处的境况，提高防范意识，避免或降低外在对自身伤害的程度。环境监控功能不仅能为公众个人提供重要的健康资讯，同时也能够监测并警示一个国家或一个地区的疾病状况、疫情信息以及整体健康水平。例如，2003 年的 SARS 和

2020 年的新型冠状病毒肺炎，中国疾控机构和大众媒体尤其是网络社交媒体对疫情信息和防控知识给予不间断报道，让广大民众能够及时了解疫情并采取相应的防控措施。

社会协调功能。社会是一个既分工又合作的统一体。健康传播通过传递医学知识、健康信息，传授健康技能等，改变人们不健康的生活方式和行为习惯，促使不同社会成员、社会组织、社会集团在活动和相互关系上降低矛盾和冲突，减少组织和社会系统的无序性，提高社会健康水平和公众健康意识。比如，在 18 世纪 90 年代以前，人们普遍认为吸烟是一种潇洒的行为，并且认为烟草能治病。1795 年，德国赛玛林格医生①首先提出吸烟有害健康并易发生唇癌的观点。1927 年英国医生弗·伊蒂尔登在医学杂志《柳叶刀》上也指出他所了解到的所有肺癌患者都吸烟；1969 年，世界卫生组织欧美委员会通过决议，指出吸烟严重危害人体健康，禁止在世界卫生组织开会的场所吸烟。经过多年努力，人们逐渐改变了对吸烟的观念。从国家层面看，正是由于对烟草危害的健康传播，政府提高了烟草制品的价格和税收，遏制了全社会的烟草消费量，保障他公民的健康状况。

文化传承功能。通过口语、文字、新媒体等媒介把医学研究成果转化为健康知识后向公众进行的健康传播，但远不是"健康信息+传播技术"的简单结合。它不仅是对健康知识、健康技能、健康信息等的传播，更是对健康理念进行传播，改造并优化公众的健康观念，树立良好的健康心态，遵从健康行为和习惯。从思维方式的层面促进公众对健康的重视，调整并改善其行为方式，从而达到改善公众健康的目的，并将这种健康素质提升的成果以文化形式固化并延续。

---

① 周军：《健康传播概论》，浙江大学出版社，2019 年，第 10 页。

娱乐教导功能。基于娱乐化理念，借助各种传播渠道，运用音频、视频等非纸质平面传播媒介，将大众保健知识、疾病预防知识等传播给大众，使公众更乐意接受且更主动地调整与改善利于健康的生活方式和行为习惯，从而身心达到平衡。

2. 健康传播的社会价值

健康传播不仅能改善公众自身健康行为、提高健康素养，还能促进社会环境的整体健康水平。随着社会的发展和科学技术的进步，生活水平的逐步提高，大众的健康意识受到各种社会因素的影响与渗透，逐步成为其自觉与自发的行为。形式多样的健康传播，帮助个体主动获取医学基本知识和健康信息，了解健康的养生保健行为，采纳健康生活方式和行为习惯，掌握健康基本技能，选择适合自己的临床治疗和健康保健服务等。随着个体健康素养不断提高，人们对社会健康信息的需求日趋增加，也对健康传播提出了更高的要求。

制定有益于健康的公共政策，有效的健康传播可以起到唤醒或督促一个国家或地区在制定社会发展规划时要充分考虑健康问题。要制定以健康为中心的经济发展模式，构建有利于维护和促进健康的行政管理体制、公共财政投入政策、卫生服务体系和法制体系，营造有利于健康的自然环境和社会环境等，将"健康中国"战略融入经济社会发展之中，结合综合性的政策举措，实现健康发展目标。

（四）健康传播的策略

健康传播策略是指确保健康传播活动最终能够取得预期效果所应采取的措施和方法，包括健康传播者策略、健康信息策略、健康传播渠道选择策略和受众策略等。[①] 从定义看，健康

---

① 田向阳：《健康传播学》，人民卫生出版社，2017年，第214页。

传播策略就是围绕能取得最终预期效果所进行的谋略，包括遴选健康传播者、甄别及使用健康信息、选择健康传播渠道、采用的健康传播方式、确定健康传播场地、设计及布置健康传播现场等。

根据传播效果具有认知、心理和行为三个层面的含义，健康传播效果对受传者同样具有三个层次的影响：认知层面、心理层面和行为层面。从认知到心理再到行为，这是健康传播影响层次递进、影响力深化、影响面扩大的过程。要实现这个过程，仅靠灌输式健康宣教是无法完成的。其需要研究影响健康传播效果的因素，开展健康项目需求评估，制订健康传播计划书，组织实施健康传播，建立健康传播活动监测体系，评价与优化健康传播项目等。

以传播对象为中心的健康传播策略。这种传播策略在充分考虑传播对象即受众的需求、偏好、生活实际、信念和价值观等因素后量身定制健康传播策略。运用直观性原则和参与式策略，从受众的日常生活中挖掘具有健康传播亲和力的线索，确定健康传播内容，采用寓教于乐的传播方式，把传播活动与社区配套服务、开展的项目、相关政策措施等结合起来，制定综合传播策略，使传播效果更显著、更深入、更广泛。

以效果为导向的健康传播策略。这种传播策略围绕结果、获益而制定。注重对传播效果进行分析和评价，或利用公众关注的热点或有重大影响的事件开展健康传播活动。测量公众的健康认知率、赞同率及行为改变率，在保证信息的科学性和准确性的前提下，从成本效益角度考虑传播渠道和传播材料，制定健康传播策略，保证健康传播的长期性和可持续性。

第二节　社区健康文化

一、健康社区的基本概念

社区是一个社会学概念，是指由一定数量的人群组成的，具有共同的地理环境、文化背景、生活方式、利益需求及相同的认同感、归属感和凝聚力的群体。[①] 世界卫生组织也曾根据世界各国的情况提出：一个有代表性的社区，人口在 10 万～30 万之间，面积为 0.5 万～5 万平方千米。[②] 社区是构成社会的基本单位，是宏观社会的一个缩影。在我国，城市社区一般指街道、居委会，农村社区一般指乡镇、村。我国自 20 世纪 80 年代开始社区建设，至今社区服务逐渐由老年人、残疾人、优抚对象扩展为向全体居民的服务，社区管理将城市的"单位人"回归为"社区人"，把流动人口纳入"社区人"。

健康社区（Healthy Community）是指通过社区健康促进，使个人、家庭具备良好的生活方式和行为方式，在社区创建良好的自然环境、物理环境、社会心理环境，达到创建具有健康人群、健康环境的健康社区。[③] 社区居民的年龄、民族、遗传、行为习惯、生活方式及社区所处的自然、社会环境，卫生服务条件等因素影响着社区居民健康水平和疾病状况。基本医疗保险覆盖率、残疾人无障碍设施完好率、社区公共服务、健身与环卫设施配套率、社区卫生服务机构覆盖率、居民健康档案建档率、居民

---

① 李鲁、施榕：《社区预防医学》，人民卫生出版社，2008 年，第 2 页。
② 李鲁、施榕：《社区预防医学》，人民卫生出版社，2008 年，第 2 页。
③ 傅华：《健康教育学》（第 3 版），人民卫生出版社，2017 年，第 280～281 页。

健康知识知晓率、健康行为形成率、家庭救护知识普及率、人口自然增长率、儿童计划免疫率、国民体质测试合格率、人口预期寿命等健康社区的评估指标都能反映社区的健康水平。

健康社区就是要通过社区健康促进降低社区人群的发病率和死亡率,提高社区各年龄段人群的生活质量和健康素质。社区是城市的基本单位,没有健康社区就没有"健康中国"。《"健康中国2030"规划纲要》提出应把健康城市和健康村镇建设作为建设"健康中国"的重要抓手,强调通过广泛建设健康社区、健康村镇和健康家庭,来全方位、全周期保障人民健康。

二、社区健康教育与健康促进

社区健康是社区发展的重要目标之一,也是社区综合实力的重要标志。社区健康教育与健康促进可以直接针对各种健康问题的目标人群,实施不同的策略和措施。世界卫生组织非常重视社区健康教育与健康促进,赋予社区承担卫生保健责任、社区与群众协同发展、合力创造健康世界等功能定位。社区通过健康教育与健康促进,引导全社区居民科学、客观地认识自身的健康状况,采取正确处理疾病和养生保健的措施和行为,积极参与营造可持续发展的生态环境和社区健康相关政策的制定、实施和评价,全面提高社区居民生活质量和文明素质,以社区带动全社会,实现世界卫生组织提出的"21世纪人人享有卫生保健"[①] 的目标。

社区健康教育与健康促进是社区卫生服务的一项重要举措,内容丰富,形式多样。它包括社区群体临床健康教育和健康信息传递,个体健康管理与健康相关行为的干预,高危人群、重点人

---

① 李鲁、施榕:《社区预防医学》,人民卫生出版社,2008年,第112页。

群和一般人群的健康管理和健康知识传播等。社区健康教育与健康促进通过疾病控制和群体健康教育干预，从个体、社区和社会三个层面来制定策略并规划实施。

（一）以疾病控制为中心的健康教育与健康促进

在健康教育与健康促进理论的指导下，通过流行病学调查研究，确定影响社区的重要健康问题，结合疾病预防和治疗，科学客观地设计实施策略和工作方法，并进行有效的项目管理和评价，达到通过改善人们的健康相关行为来预防和控制疾病的目的。

1. 控制传染性疾病

传染性疾病是一种能够在人与人之间或人与动物之间经过各种途径相互传播并能广泛流行的疾病。它包括流行性感冒、SARS、新型冠状病毒肺炎等。传染性疾病如果得不到及时有效的控制，就可能造成死亡，摧毁一个国家或地区的政治、经济，瓦解文明，甚至可能歼灭族群、物种。所以，控制传染性疾病是社区卫生服务的一项重要工作，主要通过对个人和家庭、特殊人群、医护和物业管理人员等人员的健康教育来进行预防和控制。

对个人和家庭的健康教育。其包括减少社交接触、少聚集、加强个人卫生、消毒防护、保证环境通风、科学佩戴口罩、注意咳嗽礼仪、文明用餐、接种疫苗、养成健康生活方式等。

对特殊人群提供强化保护。社区中老人、小孩和孕妇属于疾病易感人群，应尽量少出门，不去人群密集地方，控制饮食，保持好热量平衡。老人还要注意监测已有慢性疾病，了解疾病的控制情况；小孩要避免用脏手触摸耳、鼻、口；孕妇要注意加强营养，科学饮食，适量运动，保障睡眠，提高身体免疫力等。

对社区医护人员和物业管理人员的要求。社区医护人员和物业管理人员应坚守岗位，积极按照政府部门和社区管理机构要求，落实各项防护举措。社区医护人员应做好自我防护，检查基本诊疗设施设备，加强公共区域消毒，为居民提供医疗服务和传染病防控知识宣传，同时自我监测体温，如出现发热情况应马上隔离并报告。物业管理人员要坚持 24 小时值班制度，及时发布有关通知，对进出人员进行健康监测，并对可疑症状人员及时处理等。

2. 对预防和控制慢性非传染性疾病的健康教育

慢性非传染性疾病主要包括高血压、糖尿病、冠心病、癌症、慢性呼吸系统疾病等，这类疾病已严重威胁我国居民健康，成为影响国家经济社会发展的重大公共卫生问题。《"健康中国 2030"规划纲要》《中国防治慢性病中长期规划（2017—2025 年)》等文件的发布为建设健康社区指明了方向。社区是居民生活的重要环境基础，在保障居民健康，降低居民疾病负担，提高居民健康期望寿命，持续改善支持性环境，全方位、全周期加强慢性病防治工作方面具有义不容辞的责任。

开展慢性病防治教育。建立健全健康教育体系，充分利用主流媒体和新媒体开展慢性病防治宣传教育，倡导合理膳食、适量运动、戒烟限酒、心理平衡等健康科普知识，引导居民树立正确健康观。根据不同人群特点开展有针对性的健康教育。持续推进全民健康素养促进行动、健康中国行等活动，努力提升健康教育效果。

倡导健康文明的生活方式。贯彻零级预防理念，将预防工作的关口前移。依托村（居）委会志愿者、社会体育指导员、健康生活方式指导员等，开展健步走、健康培训及讲座、健康知识竞赛等活动。倡导全民健康生活方式行动，开展"三减三健"（减盐、减油、减糖，健康口腔、健康体重、健康骨骼）等专项行动，科学指导大众开展自我健康管理，提升群众维护和促进自身健康的能力。

促进慢性病早期发现。社区卫生服务中心和乡镇卫生院尽可能提供血糖血脂检测、口腔预防保健、简易肺功能测定等服务。尽早发现高血压患者和高危人群，逐步开展对于消化道癌、宫颈癌等有成熟筛查技术的癌症的早诊早治工作并及时提供干预指导。推广老年人健康体检，推动癌症、脑卒中、冠心病等慢性病的机会性筛查。

开展个性化健康干预。社区卫生服务中心和乡镇卫生院逐步开展超重肥胖、血压血糖升高、血脂异常等慢性病高危人群的患病风险评估和干预指导，提供平衡膳食、身体活动、养生保健等咨询服务。鼓励慢性病患者和高危人群接种肺炎、流感等疫苗。对老年人进行常见慢性病、口腔疾病、心理健康的指导与干预，开展老年保健、老年慢性病防治和康复护理，与老年人家庭建立签约服务关系，维护和促进老年人功能健康。

创建健康的生产生活环境。整洁社区卫生，优化居民环境，加强健康科普知识、休闲、健身器材等公共服务设施和健康步道、健康主题公园等运动健身环境建设，促进全民健身和全民健康深度融合。坚持可持续发展理念，强化环境保护和监管，对污染物实施综合控制，努力改善环境空气质量、饮用水的水源水质和土壤环境质量。

（二）以群体健康为中心的健康教育与健康促进

不同的社会人群有不同的健康问题和健康需求。世界卫生组织西太平洋地区办事处将人的生命进程分为人生准备阶段、保护阶段和晚年的生活质量三个阶段。每个阶段就是一个群体，大致可分为青少年、中年及老年群体。依据有相同健康问题的人群可划分为高血压病人、糖尿病病人、癌症病人或妇女、老人、留守儿童等特殊人群。每个群体健康问题的特殊性导致对健康的需求不同。建立社区内健康教育体系，根据目标人群的特点采取相应的健康教育策略和方法。

1. 妇女健康教育

对不同时期的妇女采取有针对性的健康教育。对青春期、妊娠期、围产期、哺乳期、产褥期、更年期等各个时期进行卫生知识、心理及社会适应的教育,帮助女性正确对待每个时期出现的问题,学习心理调节方法,维护身心健康,对其进行合理膳食和健康生活方面的教育。妇女是促进家庭成员健康的主要推动者,根据家人不同营养需求与健康状况,科学合理地安排饮食,注意营养与平衡膳食,学习营养及食品卫生知识至关重要。妇女应积极倡导科学文明、健康向上的生活方式,培养家庭成员良好的生活方式和行为习惯。学习并掌握一些意外伤害的预防和急救知识,储备常用药品,积极营造乐观向上、和谐温馨的家庭氛围。

2. 老年人健康教育

老年人的健康状况和社会地位是衡量一个国家社会文明程度和社会保障程度的重要标志。近年来随着我国人口结构呈老龄化,老人健康问题日益凸显,对老年人进行身心疾病的预防和治疗的健康教育,提升老年人健康知识水平,树立正确的健康意识,提高自我保健能力,培养健康的生活方式,适应当前社会发展就显得尤为重要。针对老年人常见病定期开展健康知识讲座,开展健康咨询,利用各种媒介宣传和普及老年人保健知识,指导老年人选择科学合理的方式、规律的生活起居,鼓励参加社会活动,扩大交往面,保持与社会接触,维护身心平衡。同时选择适宜的体育活动项目,进行适度的运动。

3. 留守儿童健康教育

随着市场经济迅猛发展,我国不同区域的经济发展不平衡,曾经的城乡二元结构体制、户籍制度及相关城市福利制度等相对滞后等因素,使一些父母不能与儿童一起生活,无法履行监护义务，导致大量儿童留守。留守儿童处于成长发育的关键时期，社区（乡镇）卫生服务中心要针对留守儿童体格生长、营养、行为习惯、自我防护、心理、情感及社会适应等主要健康问题和健康影响因素，对其监护人开展科学喂养、营养膳食、卫生习惯与健康行为、伤害预防与自我防护、青春期性与生殖健康、心理健康等健康教育活动。当地村委会和学校要承担起教育责任，加强本地留守儿童健康状况的监测评估，筹措资金和协调社会资源，成立具有家庭功能的"留守儿童中心"等组织。

（三）个体层面的健康教育与健康促进

以个人为中心、以家庭为单位的健康教育是临床预防的重要策略，也是社区卫生服务的重要内容。通过健康管理、健康咨询、亚健康人群的健康保护等方式进行健康教育和健康促进。建立居民和家庭健康档案、慢性病人群健康管理档案、医疗保健记录和健康教育记录等。社区健康教育的重要任务就是使健康教育家庭化，使每个家庭都充分认识到健康教育和健康促进的重要性和必要性，并积极参与和配合健康教育，自觉接受健康教育，包括对家庭环境卫生、家庭饮食卫生与营养、家庭急救与护理、生活方式、心理健康、安全教育等方面的教育和培训，提高家庭的自我保健能力。

（四）社区层面的健康教育与健康促进

社区卫生服务通过对居民有计划、有组织、有目标、有评价的健康教育，挖掘个人、家庭及社会的保健潜力，从而达到增进健康的目的。社区健康教育对象包括社区内居民、所辖企事业单位、商业和其他服务行业的从业人员，尤其是儿童、妇女、老人及残疾人、慢性病患者等。通过社区需求评估，了解社区居民和重点人群的健康问题，以及这些问题的特征和变化趋势，分析其成因和影响因素。确定社区需要解决的健康问题，进行针对性的社区内健康教育与健康促进。

1. 打造无烟社区

要建成健康社区首先要打造无烟社区。世界卫生组织《烟草控制框架公约》指出，应监测烟草使用与制定预防政策，保护人们免受烟草、烟雾危害；为人们提供戒烟帮助；禁止烟草广告、促销和赞助；采取提高烟税办法等。我国2015年调高烟草制品税率，同年颁布的《中华人民共和国广告法》中明确规定，全面禁止烟草广告。各地也纷纷出台了控烟令，进一步加强公共场所禁止吸烟管理工作，推动"无烟城市"建设。社区通过宣传窗、各种新闻媒介进行卫生保健控烟知识、尼古丁成瘾原因和烟草危害等健康教育，特别针对重点人群开展控烟宣传教育，提高居民控烟意识。开展戒烟控烟专题讲座，在公共场所内设置醒目的禁止吸烟的标志，营造"无烟社区"氛围。加大监督检查力度，对居民进行控烟劝阻，提供戒烟帮助。

2. 营造远离毒品的生活环境

健康社区必须是"无毒社区"。滥用精神活性药物不仅会损害使用者的身心健康，还会导致疾病传播、暴力犯罪，危害家庭及社会。社区广泛开展面向全体居民的预防吸毒和禁毒宣传教育工作，特别是针对包括学生、社会闲散人员、外来外出务工人员、公共娱乐场所从业人员等在内的重点人群，大力开展面对面的健康教育和咨询活动，提高居民的识毒、防毒、拒毒意识。通过普及有关毒品危害、应对措施和治疗途径等，警示普通人群远离毒品。同时在社区设立心理咨询热线，建立心理咨询门诊，为吸毒者提供心理辅导，对其家属提供护理指导。

三、健康社区建设策略

健康社区建设是推动"健康中国"建设的一个重要环节。在"共建共享,全民健康"的主题下,社区通过优化微环境,合理布局公共服务,引入健康服务和产品,建设并完善分级诊疗制度等方式营造健康社区,使之成为实现"健康中国"战略的重要抓手。

（一）借助国家基本公共卫生服务

社区卫生服务要依托国家基本公共卫生服务,以居民的主要健康问题为中心,以儿童、孕产妇、老年人、慢性疾病患者为重点人群,面向全体居民免费提供最基本的公共卫生服务。通过建立居民健康档案,进行健康教育,督促预防接种,控制传染病及处理突发公共卫生事件,对0~6岁儿童、孕产妇、老年人、慢性病患者、结核病患等人群进行健康管理等,开展公共卫生服务,为他们提供健康指导。

（二）以创建国家健康城市为契机

国家健康城市以"健康环境""健康社会""健康服务""健康人群""健康文化"五个建设领域为评价指标,旨在引导各城市改进自然环境、社会环境和健康服务,满足居民健康需求,普及健康生活方式,实现城市建设与人的健康协调发展。社区要以创建健康城市为契机,借助政府行为和行政干预推动健康社区的建设。提高居民健康素质是世界健康教育发展的大趋势,也是针对我国社区现状提出的要求。在创建健康城市的基础和前提下,着力推进城市居民健康教育的普及、良好卫生习惯和生活方式的养成、自我保健和公共卫生道德水平的提高。

（三）要注意区分城乡差别

我国在社会结构上曾经实行城乡二元结构体制，包括户籍、住宅、粮食供给、教育、医疗、就业、劳动保障等十余种制度，致使城乡发展存在一定差异。城市经济条件及社区居民文化水平较高，社区居民的居住和活动范围相对集中，而农村发展相对滞后，卫生资源有限，村民教育程度较低，思想观念落后，遗风旧俗还存在。因此，在开展健康社区建设的过程中要充分考虑城乡差别这一实际情况。如在城市建设健康社区时，应以社区中慢性非传染性疾病的健康教育为主，优化社区微环境，增加绿化隔离带，倡导健康出行。而在农村应加强爱国卫生运动，以新型农村合作医疗为融合点，大力普及卫生保健知识，消除"没病就是健康"的错误观念，改变农村居民不良生活习惯。结合创建"小康村""文明村""文明户"等活动，开展"健康教育试点村"活动，倡导文明、科学、健康的生活方式。

（四）内容要通俗易懂，形式要喜闻乐见

社区健康教育要充分考虑社区内常住居民受教育程度、身体状况、生活方式、行为习惯等，内容要通俗易懂，形式要喜闻乐见，安排的健康教育和健康促进的时间、地点和方式要能方便目标人群。比如对妇女、老年人和儿童的健康教育，要根据不同生理特点和身体状况，辅以不同的方式、内容，选择适合的时间，借助不同的媒介，才能达到预期效果。再如对高血压人群的健康教育重点应在倡导低盐饮食的基础上，强化血压监测，早发现早治疗。对家庭的健康教育重点应放在家庭饮食卫生与营养、家庭急救与护理，培养健康生活行为习惯等方面。对老年人的健康教育主要放在提高自我保健能力、培养健康的生活方式等方面，另外还可采取组建社区老年活动中心等

方式，在娱乐互动中进行健康教育。

第三节　校园健康文化

文化与社会发展密切相关，社会的发展程度往往体现了文化发展的状况。校园文化泛指在学校教育基础之上产生的一切文化现象，其发展与所处的时代和社会休戚相关。校园文化代表了一所学校的风气和精神，它以潜移默化的方式对学校产生影响。本节将以校园健康文化为研究对象探讨分析校园健康文化的特点、内容及医学院校健康文化教育。

一、校园健康文化概述

20世纪二三十年代产生了"校园文化"这一基本概念。经过三十多年的发展，校园文化才以独立的文化形态在社会文化之林占有了一席之位。

国外学术界对校园文化的研究较早。起初，研究者重点针对校园文化的层次和类别进行讨论，主要代表性人物有奥德利与彼得森。奥德利从官僚文化和专业文化两个方面划分了校园文化。彼得森则从"积极"与"消极"两个方面定义了校园文化，这两个方面体现了校园文化不同的功能作用。随后，美国校园文化的研究者展开了关于校园文化的"积极"与"消极"两个方面作用的讨论，形成了健康校园文化有利于促进形成和谐的师生关系等观点。

卡尔森将大学校园文化与地方文化融合研究，提出了大学校园文化的主体是师生，较其他社会文化而言，它具有自身的先进性、高知性、精英性等特点。哈佛大学巴茨认为校园文化是价值观、人生观等相互作用而形成的特有文化。皮特逊教授认为每个学校的校园文化都有其自身的独特性，它应是促进师生形成良好的教与学的和谐关系，同时也是帮助师生及家长与学校荣辱与共的价值观和信仰的规范化集合。

我国校园文化的发展已有两千年的历史。春秋时期的私学为校园文化的发展奠定了一定的基础。封建社会中虽然朝代替换不断，官学和私学一直存在并互为补充，其特点表现为为封建统治者利益服务，教师与学生之间形成了师徒关系。近代的校园文化是在反对封建制度与文化的过程中产生的，因此充满着反封建的战斗和呐喊，具有反封建的性质。新文化运动给中国大地注入了新的文化活力，大学校园成为学生开展各种思想讨论的文化阵地。这为学生走向社会探索民族发展与独立提供了思想文化准备。这之后，中国近现代发展史涌现了抗日战争时期的抗日救亡运动、解放战争时期的反美倒蒋运动等。这是校园文化与时代不断融合与发展的结果，也体现了校园文化是当时一支不可缺少的重要力量。特殊时期的校园文化，展现了历史时期各种思潮碰撞与发展的先锋。新中国成立以后，校园文化空前活跃，主要表现在弘扬社会主义文化，追求共产主义理想，高雅艺术、传统文化纷纷走进校园，为学生思想情操、道德素养提升及个性人格的发展起了促进作用。

校园文化发展和其所处的时代密切相关，不同时代的校园文化显示出不同的特点和作用。这就是校园文化对社会发展起到促进或阻碍两方面作用的表现。

人们通常把积极向上、对社会发展起到推动作用的校园文化称为健康校园文化。如各大高校纷纷举办校园文化艺术节，以此丰富校园文化生活，提高学生艺术素养，形成健康向上的校园氛围，以推动校园文化的建设和发展。

二、校园健康文化特点

校园健康文化具有其自身的特点，但由于它来源于各种文化现象，因此它有一些文化共性，主要体现在以下几方面：

一是校园健康文化的主体是学校的全体成员。学校全体教职员工和学生既是校园健康文化的生产者，也是其发展的强大动力。

二是校园健康文化有其固有的空间限定。校园是校园文化的载体，离开校园，校园文化就无从谈起。校园健康文化也根植于校园，其发展建立在一定的校园文化基础之上。随着互联网的发展，校园文化突破了校园的空间限定，但就其产生的性质而言，还是未脱离校园这一个特殊的环境和土壤。

三是校园健康文化是为实现学校的各项职能的健康发展服务的。人们创造文化是让其为社会发展服务。校园健康文化与学校的思想政治教育、德育及科学研究有着密切的联系，它们共同为建设健康的校园文化而相互融合。

四是校园健康文化是一个动态的系统。首先，校园健康文化是一个不断发展与创新的过程。其次，校园健康文化是一个有机的文化系统。它是由校园、师生、当地文化等相关要素相互关联、相互影响、不断融合而形成的有机整体。校园文化形成了整体性、稳固性、协作性、融合性、包容性等特征。

五是校园健康文化形成于校园文化之中。它从属于校园文化，根植于校园与社会发展的背景，受制于社会主流文化，因此其发展的主流应该与社会"积极"文化发展方向一致。同时高校健康文化主体是高校师生，知识密集度较高，属于高层次文化，能对主流文化起着引领与促进作用。

六是校园健康文化载体的多样性。校园健康文化要有一定的载体，包括学校文化的广播、网络、报刊、宣传橱窗、陈列馆、图书馆等媒介设施，以及各种学生社团和组织。通过这些形式多样的具体载体，学校健康文化才得以存在。另外，学校健康文化载体的多样性是由其文化内容的广泛和形式的多样决定的。它涉及学生学习、生活和工作的方方面面，而且学校环境也包含了许多小的层次，从而呈现多种形式。这也体现了校园健康文化是由诸多载体从各个方面分别表现之后汇聚形成的。

三、校园健康文化的内容

校园健康文化存在于社会文化中，受到各类型的社会文化的熏陶。不仅受主流文化的影响，也受一些非主流文化、亚文化、国外文化的影响。校园健康文化在发展中会不断吸取其他文化的精髓，逐渐形成较成熟的具有本校特色的文化氛围，而在校园健康文化的对内和对外传播中，也会通过与其他社会文化的交换、互通而不断发展。因此，每个学校最后会形成较为固定的校园健康文化，作为其校园文化的一部分，向师生传递健康文化理念。校园健康文化主要内容主要包括以下四个方面：校园物质文化、校园制度文化、校园精神文化、校园心理文化。

（一）校园物质文化

校园健康文化需要通过一定的载体表现和传播，同时它也是文化虚拟概念的现实表现，因此，校园健康文化中的物质文化是健康文化传播的现实基础。物质文化的表现形式多种多样，例如校园基础建设、校园景观建设、标志性文化建设等。这些物质文化通过其自身的符号和功能，对校园师生产生潜移默化的文化熏陶，高雅健康的校园健康物质文化有利于对师生产生正向的健康导向，引导师生养成健康的生活习惯等。同时，完善的物质文化能够提升校园文化品位，发挥学校教书育人、明理励志的作用，从而推动校园健康文化建设。

（二）校园制度文化

校园制度文化是学校各项规章制度的总和，是学校规范化的体现。良好的校园文化制度既能使传播的健康文化有制度可循，有制度保障，又能从顶层设计上保障师生有计划地接受健康文化，从而推动健康文化在校园的传播。

（三）校园精神文化

校园精神文化是指学校在发展过程中将办学历史、理念、思想、成果、精神等凝结而成的文化标志。它是学校的无形财富和重要的精神动力，主要包括观念态度、人文素养、校园精神。在这些要素中，思想观念能有效影响师生对待客观世界的态度，并使其形成不同的人文素养，而校园师生的人文素养最终汇集形成特有的校园精神。

（四）校园心理文化

经济社会的发展使人们的生活方式和态度都产生了巨大的改变，现代社会人类心理问题逐渐凸显，因此重视校园心理文化是现代高校不应回避的问题。特别是高校学生即将踏入社会，在校园中的角色逐渐向社会人转变，所面临的学习环境、社会环境、家庭环境更加复杂，由此引发的心理问题也逐渐增多。因此，校园心理文化建设是校园健康文化中不可忽视的重要组成部分。

四、医学院校健康文化教育

医学院校不仅要培养学生扎实的医学知识和娴熟的专业技能，让学生掌握过硬的医学专业知识。同时应该培养学生的医学人文情怀，使学生不仅能敬岗爱业，还能至善弘医，增强他们的责任感和使命感。现今随着人们物资文化生活的丰足，在多元思潮和价值观的影响下，对医学生的思想教育工作形成了一定挑战，精致的利己主义、社会责任的不足等都影响着医学生形成正确职业观。作为培养医生的重要基地，医学院校更应注重校园健康文化建设，让医学生在学校里受到良好文化氛围的影响，为其以后职业生涯打下坚实的职业道德基础。

（一）医学院校健康文化教育现状的不足

1. 不注视健康文化教育

医学院校课程任务较为繁重，教师将工作的重心放在专业课程教授中，对于人文素养的关注度不够，更谈不上健康文化教育。同时大部分学生以学好专业理论知识、获得毕业证为基本目标，并没有将精力和注意力放在提高自身人文素养方面，健康文化教育发展较为缓慢。

2. 医学生健康文化素质基础较弱

很多学校在高中阶段就分了文理科。理科生在文学、历史、艺术等人文社科领域的知识很少涉及，这是影响他们对人文历史、科学精神等健康文化知识的学习不足的因素之一。

3. 医学生健康文化教育形式单一

医学生学业较为繁重，在校学习的时间比较紧张。课程任务除了专业课，还有思想政治、英语、机算机等其他必修课程学习，留给他们学习健康人文素养课的时间少之又少。因此，学校课程安排及师生不重视，也成为人文素养课程被忽视的重要原因。即使是人文素养课程的讲授，教师在授课过程中也没有发动学生的学习主观能动性，人文素养课程的课堂效果不佳。

（二）医学院校健康文化教育策略

1. 更新医学健康文化素质教育理念

素质教育的核心是人文教育与科学教育的交融。在"健康中国"战略背景下，高等医学教育因专业的特殊性，使得更新医学人文素质教育的理念变得特别重要和紧迫。世界著名大学麻省理工学院办学的宗旨提到将科学与人文进行融合，让二者形成相互促进的关系，在科学技术发展的同时保证人文的发展，同时使人文的发展推动科学技术的进步。只有这样才能有效地保障社会的进步与发展。我们必须从根本上认识人文素质教育在人才培养中的地位和作用，努力将其与人文科学精神融合在一起，使大学生具有崇高的人文精神和良好的科学素养，真正能在学校"学习如何生存"和"学习如何做人"。医学本身是一门融科学、艺术和道德为一体的学科。人文科学能帮助医护人员了解患者，对患者行为有敏锐的洞察力，帮助医护人员了解患者的困境。所以，医学人文素质教育应该形成一种以人为本的教育观念，转变单一的专业教育观，扩大专业素质教育范畴，增强创新能力和适应性，提高整体素质，形成医学与人文融合的医学教育理念。

2. 加强对健康文化素质教育的重视

医学生是明天的医护工作者，医学生要有挽救生命的知识技能、保护健康的崇高责任感和对病人的仁爱之心。因此，只有坚持医学人文素质教育，才能使医学生成为具有高水平医学专业知识的"白衣战士"。随着时代的发展和进步，人们对医生的要求不断提高，不仅要有出色的医疗技能，而且要具有较高的医德。随着医疗模式的改变，现代社会的治病不再是单纯治疗生理疾病，而是包含了更丰富的内涵，转到需要兼具人文关怀和健康理念推广等。医生的作用不仅仅是治疗和救助，更要开展健康知识宣教，增加健康产品和服务供给，共同致力于营造健康和谐的社会环境，这就要求医学生不仅要有扎实的专业知识，更要有深厚的人文情怀。基于此，医学院校应转变固有的传统教育理念，加强人文素质教育。医学院校在制定人才培养方案时，应进一步强调医学生的人文素质教育，特别要调动其学习兴趣和自主学习、自我提高的积极性，变被动的学习为主动的学习，从而真正实现由"要我学"到"我要学"的转变。

3. 构建合理的课程体系

依据医学院校学生学习风格特点，医学院校人文素质不仅需要遵守教学的总体目标及人文课程要求，还应该将医学院校办学模式及医学生需求设置为主干课程。主干课程的设置应体现重点、综合、全面的具体要求，在课程设置中要主次分明、以点带面，要按照课程的不同内容、规格进行设置。医学人文课程的设置要形成体系，按照课程的内在特点，研究课程认知规律，实现课程设置的合理性。设置的课程要符合医学院校教育的目标和要求，符合医学院校发展状况，需要综合考虑课堂的教育教学效果。在建立课程体系的过程中，应该提前进行分类、筛选的工作，然后对课程进行融合，这样可以使医学生在人文方面及医学方面都有所提高，获得医学和人文两个方面综合的课程体验。

（三）注重校园文化建设，营造良好的医学人文教育氛围

医学院校应当对人文素质发展的重要性引起重视，在上好第

一课堂的同时发展第二课堂，相比第一课堂的时间短、内容少、灵活性差等劣势，第二课堂能够充分发挥医学生的自主性，提高医学生的实践参与能力，使医学生能够将课堂教学中所学的知识真正运用到实践中。因此医学院校要特别重视校园文化发展，为医学生塑造一个良好的人文教育环境，使其能在良好的文化氛围中受到鼓励与感染，从而提高其人文素养。

培养医学生的人文素质是一个循序渐进的过程，环境对于培养医学生的人文素质来说是尤其重要的。文化环境的氛围在一定程度上能够影响医学生人文素质的发展，医学院校在保证专业课程教学质量的同时，还要积极鼓励医学生积极参与以提高人文素质教育为主题的各类社团活动和校园文化活动。除此之外，学校还要营造一个符合医学生心理的校园文化生活、学习氛围，对学校的建筑、布局等要进行综合考虑，良好的医学人文教育氛围不仅是学校对外宣传的名片，更是影响医学生人文素质水平高低的重要因素。

第四章　健康文化与创新发展

第一节　概述

随着社会经济的高速发展，人民生活质量显著提高，但与此同时，健康问题日益凸显，各类健康隐患频发，如果不加以干预并积极应对，势必对未来整体国民身体素质水平产生不良的影响。因此，2016年我国发布了《"健康中国2030"规划纲要》，为"健康中国"的未来发展提供了纲领，提出了通过发展健康文化提升全民健康素养水平，以达到提高全民健康水平的根本目标。同时，党的十九大精神大力倡导文化自信，大力推动文化繁荣，健康文化不仅是社会文化的重要组成部分，也是人民健康生活的重要保障和强大助力。由此可见，在社会倡导健康生活方式，提升健康素养，推进"健康中国"实施，普及健康文化意义十分重大、刻不容缓。然而现阶段"健康中国"战略背景下的健康文化系统性研究成果还较少，健康文化在民众中的普及度还有待提升，各种观点仍在不断探索中，尚未形成足够成熟的健康文化纲要和标准。

因此，综合性进行健康文化研究对健康文化的建设和提升人民健康素养都具有显著意义，也是新时代赋予健康文化研究者的责任与使命。健康文化在新时代被赋予更多的意义，"健康中国"战略使健康文化的传播和创新向更深层次领域迈进，通过总结健康文化研究成果和相关理论知识，挖掘和筛选健康文化的关键要素，探索健康文化的理论创新，提出健康文化创新假设和理论模型。在此基础上，对健康文化发展提出建议，并展望今后健康文化发展的趋势。

第二节　健康文化创新路径

一、健康文化发展制约因素

健康文化作为一个尚在研究阶段的命题，在学界并没有统一的概念界定，其研究总体来说也分散而繁杂的，难以形成统一的定论。概括来说，可以认为健康文化是人们对健康的认知、观念、知识、制度等意识形态及与之相适应的行为方式，是人们在增进健康的实践过程中所形成的精神成果与物质成果的总和。现阶段健康文化研究仍有以下的制约因素。

（一）健康文化理论研究不系统

健康文化的适用性和广泛普及需要成熟而系统的健康文化理论支撑，以提高健康文化的实践可行性。健康文化的理论研究虽然有所增加，但其观点分散、理论各异，多集中于健康文化基础理论、健康教育、健康管理、医院健康文化建设、传统养生健康文化、工作环境健康文化等领域。同时也有研究将健康文化与健康素养进行综合研究，并研究文化对健康行为的影响。由此可见，健康文化理论并未形成体系，各种理论交融与冲突并存，所以健康文化的理论研究尚处于"百家争鸣"的状态。

（二）健康文化核心内涵不明确

健康文化需要核心的内涵来定义文化的精神，但目前健康文化的内涵包含广泛，并没有明确的内涵定义。例如有些研究将悠久的传统养生文化作为构建现代健康文化的重要思想资源，也有些研究从大健康视角出发，将健康文化建设的主要内容定义为树立"治未病"的健康理念，强调健康文化建设和全民大健康之间的必然联系等。因此，健康文化的建设内容没有明确的核心内涵，各种内涵交叉无序，影响了健康文化的普及性和可操作性。

（三）健康文化建设框架不完善

《"健康中国2030"规划纲要》虽然针对健康文化建设提出了基本纲要，但也是比较概括的行动纲领，并未细化，其中也没有界定健康文化的建设框架，行动指南并不明确。要实现全民健康离不开社会健康文化的建设和推广，但是健康文化建设并非短期的任务，而是需要不断探索完善，并由社会、个人等多方面合力行动，形成全民重视健康、追求健康、坚持健康的社会风向。目前的健康文化建设并未形成成熟的制度规范、人员组织等关键要素，还没有搭建起完善的建设框架，仍旧在普及综合而笼统的健康文化观念。

有些学者对我国健康文化建设框架也提出过构想，认为健康文化建设可以遵循政府为主导、基层医疗机构和学校为主、社区共建的健康文化建设路径；也有研究提出通过增强文化支撑品牌意识来谋划健康文化建设。但这些研究的侧重点各有不同，健康文化的建设总体框架仍然缺失，还需进一步的系统规划，搭建起完善的自上而下的建设框架。

（四）健康文化理论创新不成熟

健康文化在推广中需要借助适时的反馈和评价，不断完善文化内涵和建设思路，只有与时俱进开展创新，才能推动健康文化的长远发展。社会文化不断向前发展，人们对于各类文化的理解与需求随着认知的改变、获取知识方式的改变也会发生变化，健康文化作为较新兴的文化类型需要不断适应社会文化的变化，通过有效的评价和决策调整，完善健康文化的传播方式、传播内容等。综合研究现状，学界对于健康文化的研究还处在基础探索阶段，关于健康文化创新或评价的相关研究成果较少。对健康文化的评价和创新进行理论方面的探讨还需要加强。

二、健康文化的创新原则

社会文化的繁荣与社会发展息息相关，积极推进文化创新是全面建设社会主义文化强国的重要保证。现代社会，文化、经济、政治密不可分，文化在综合国力竞争中的地位与作用日益显现。可以发现，综合国力处于弱势的国家，不仅在经济发展上受到各方面制约，承受巨大的压力，在文化传承、文化宣传方面也会面临严峻挑战。因此，我们在促进经济高度发展的同时，也不能忽视文化创新和文化输出。新时代必须大力推进文化创新，以确立符合时代要求的民族文化优势。另外，随着生活水平的提高，人们在精神文化方面的需求会更加强烈，对文化宣传质量也有更高的要求，这就导致民众的文化需求与现有社会文化之间存在差异。努力进行文化创新，不断满足人民群众日益增长的精神文化需求，进一步推动健康意识与健康行为在社会的传播，是"健康中国"建设的重要任务。我们需要努力进行文化创新，不断增强中华民族的凝聚力、创造力，持续培育有理想、有道德、有素质的社会主义公民。健康文化作为社会文化的一部分，传承和发扬了部分中华优秀传统文化，大力推进健康文化创新能为"健康中国"战略的实施提供有效的精神动力。健康文化创新与其他文化创新有着很多共性，因此其创新仍然需要秉承符合社会文化发展方向的原则。

（一）坚持文化创新的科学性和政治性，平衡中心点和多元化的关系

当代中国社会文化呈现多元发展趋势，文化发展也呈现出多样性和多层次性。在文化建设和文化创新中，面对多元文化的冲击，我们要旗帜鲜明地坚持党的指导思想，坚定不移地拥护马克思列宁主义、毛泽东思想、邓小平理论、"三个代表"重要思想、科学发展观、习近平新时代中国特色社会主义思想在文化创新意识形态领域里的指导。无论何种类型的文化都应具有积极向上、服务大众的时代性，能融入社会主义文化体系，倡导"百花齐放、百家争鸣"的方针，提倡文化的多样化，也要弘扬主旋律，坚持社会主义文化中心点。这样才能牢牢把握健康文化创新的正确方向，使其在多样和统一中持续发展。

（二）坚持文化创新的时代性原则，正确处理相对稳定和动态发展的关系

文化创新要坚持"面向现代化、面向世界、面向未来"的原则，在正确的创新方向上不断推进文化创新持续发展。同时要充分把握文化创新的稳定性与动态性关系，把握文化创新演化过程中的规律。文化创新是一个由量变到质变、再创造的连续过程，是阶段性与连续性的统一。阶段性代表了文化创新在一定时期一定条件下的创造成果具有相对稳定性；而连续性则代表了这种创造成果不是绝对化和固定性的，具有动态发展性。[①] 因此，健康文化的创新绝不是一蹴而就的，而是一个不断推陈出新、循环往复、继承发展的过程。

---

① 盛和泰：《大力推进文化创新》，2004－01－14 ［2021－05－27］. http://news. sina. com. cn/c/2004－01－14/11151584709s. shtml.

（三）坚持文化创新的先进性原则，正确处理传统与现代的融合关系

"不日新者必日退"，文化是需要不断创新的领域，也是一个不断优胜劣汰、创优，永远保持先进性的过程。这是文化创新的规律。这就需要我们坚持文化创新的先进性要求，理性对待人类一切优秀文化成果和文化民族性的关系。文化创新的先进性由其在社会发展中的作用表现出来。新时代的社会文化必定是立足我国实际、面向全球的先进文化，在发扬中华民族优秀传统文化基础上汲取世界各民族的长处，持续在内容和形式上积极创新，不断增强中国特色社会主义文化的先进性。在人类历史的长河中，在很多历史的关键转折点，文化都会成为时代变迁、社会变革的先导。健康文化的创新同样需要坚持守正创新，坚持抓好理念创新、策略创新、氛围创新，赋予被健康文化吸收的传统文化以时代生机，使现代健康文化始终反映时代精神、引领时代潮流。

（四）坚持文化创新的内容与方法并重，正确把握文化理论与实践的关系

在文化内容上，文化创新主要有相互联系的三个方面：一是思想理论创新，这是文化创新的核心。在健康文化创新中要适应现代医学实践的发展，保持与时俱进的状态，不断开拓和丰富社会主义文化理论发展的新境界。二是文化观念创新，这是文化创新的内在动力。面对新形势，要敢于摒弃不适应时代要求的文化观念与思想意识。三是文化体制创新，这是文化创新的重要保证。加强政府机构对健康文化建设的指导与支持，完善有利于文化创新的政策和法律体系，积极探索和建立符合当代中国先进文化要求、遵循文化产业发展规律的管理体制和运行机制，努力培

育有竞争力的健康文化产业，开辟中国特色社会主义文化的发展道路。

健康文化的创新主要包括三个方面。一是扬弃与继承。健康文化以中国传统文化为基础进行创新，中国传统文化中有许多科学的内容，不会随着时代变迁而被摒弃。也存在一些消极、落后的东西，作为历史积淀传承至今，对中国人民的价值观念、生活方式产生着深刻影响。在健康文化创新中，应该充分运用科学的立场、观点和方法，有效把握辩证唯物主义思想，对中华民族的文化遗产进行扬弃，以符合当代社会价值观为标准，在科学继承基础上促进传统文化的当代转型，创造出崭新的先进健康文化。二是借鉴与重塑，吸收各类优秀文化。健康文化的创新并不是闭门造车，拒绝其他文化的融入，而是需要大胆借鉴、吸收世界一切先进文化的优秀成果。健康是全世界共同的话题，健康文化创新需要有博采众长的格局、科学客观的态度，同时紧跟全球健康发展形势，在广泛调研、科学分析、吸纳交流的基础上，积极将正向有益的思想融入健康文化，坚决抵制不合时宜的思想文化，在不同的文化冲突中实现健康文化的融合与创新。三是改良与呼应，秉承新时代社会发展理念进行健康文化创新。健康文化需要汲取各方面的文化精髓，涉及多学科领域，但这不是简单的复制和借鉴，而是在传承经验的同时不断改良，根据时代和社会发展的要求，结合新的实践经验，对国内外先进历史文化进行继承、改造、升华与创新，使之符合时代特色，能兼具科学与文明，被大众接受，成为新时代社会文化的重要组成部分。

三、健康文化的 7S 模型

"健康中国"已成为国家重要战略，健康文化是"健康中国"

实施的重要保障。2020 年，习近平在教育文化卫生体育领域专家代表座谈会上就指出："人民健康是社会文明进步的基础，是民族昌盛和国家富强的重要标志，也是广大人民群众的共同追求。党的十八大以来，党中央把维护人民健康摆在更加突出的位置，召开全国卫生与健康大会，确立新时代卫生与健康工作方针，印发《"健康中国 2030"规划纲要》，发出建设"健康中国"的号召，明确了建设"健康中国"的大政方针和行动纲领，人民健康状况和基本医疗卫生服务的公平性可及性持续改善。"[①] 人民对美好生活的向往中有对健康生活的需要，健康代表着社会的文明进步程度。健康文化领域的综合研究，对健康文化的建设、提升人民健康素养、推进"健康中国"建设都具有显著意义。综合现状来看，目前缺乏针对健康文化的综合性和系统性研究，通过构建模型进行的健康文化创新研究仍有待挖掘。因此，可以将健康文化整体看作一个系统，创新性引入经典管理科学理论——麦肯锡 7S 模型，构建了健康文化 7S 模型，包括"健康文化战略""健康文化结构""健康文化制度""健康文化人员""健康文化价值""健康文化氛围"和"健康文化核心内涵"七大要素（如图 4－1 所示）。通过各要素充分融合互通、互相影响促进，定义和创新各要素的含义、功能，形成健康文化系统化的工作模式和推广基础，以推动健康文化的持续发展和创新，为未来健康文化研究和发展提供新的思路。

---

① 习近平：《在教育文化卫生体育领域专家代表座谈会上的讲话》，2020－09－22［2021－06－21］．http://www.xinhuanet.com/2020－09/22/c＿1126527570.htm。

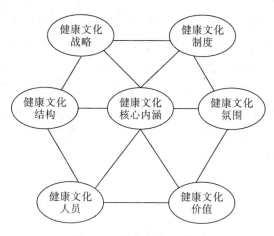

图 4-1 健康文化 7S 模型

（一）健康文化战略

战略作为影响组织行为和事物发展的重要因素，有着稳定的指导和推动作用。健康文化本身具有无形性、软约束性和连续性等特点，需要有文化战略对其进行稳定持续影响，依托健康文化根本性的发展政策，作为发展方向的主要依据，使健康文化的各要素都有重要保障。当健康文化战略与发展目标一致，并作为健康文化各要素的指导方针，健康文化发展才有章可循，各种计划才有可能取得较好的预期目标。健康文化战略需要适应当代健康文化的发展要求，在不同的时期进行相应的调整。《"健康中国2030"规划纲要》等政策性文件就对健康文化的现实发展提供了重要战略指导思想。

"健康中国"的战略主题为"共建共享、全民健康"，表明了战略思想的核心是要以人民健康为中心，突出全民共建、成果共享的导向。战略主题倡导把健康融入政策法规，深入分析民众生活方式、生活环境及医疗卫生服务等健康影响因素，坚持将政府主导与调动社会、个人的积极性相结合，推动人人参与、人人尽力、人人享有，落实预防为主，推行健康生活方式，强化早诊断、早治疗、早康复，实现全民健康的目标。

"共建共享、全民健康"这一战略主题包含了宏观的指导思想，也包含了对"健康中国"建设的路径要求与根本目的。建设"健康中国"的基本路径是共建、共享。这就要求统筹建设要素中的社会、行业和个人三个层面，形成维护和促进健康的强大合力。在社会层面需要强化跨部门协作，调动社会力量的积极性和创造性。在行业层面，要积极推动健康服务供给侧结构性改革，推动健康产业转型升级，满足人民群众不断增长的健康需求。个人层面则需要公众树立健康责任观，引导公众能培育符合自身特点的健康生活方式，提升自律性和控制性，提高全民健康素养。①

《"健康中国 2030"规划纲要》也对战略目标提出了具体的要求，这些目标围绕涉及全民健康的社会因素与基本指标，对顶层设计到基础保障措施都做了指导性的规划，为"健康中国"战略的实施提供了参考依据。

一是提出了阶段性战略目标，分别对 2020 年、2030 年需要达到的战略目标进行了详细阐释，并展望了 2050 年的远期目标。二是详细提出了 2030 年需要达到的具体目标和基本指标。健康水平方面主要包括人民健康水平持续提升、人民身体素质明显增强。健康危险因素控制方面提出了对主要健康危险因素进行有效控制，全民健康素养大幅提高，健康生活方式得到全面普及。健康服务能力方面要求优质高效的整合型医疗卫生服务体系和完善的全民健身公共服务体系全面建立，健康服务质量和水平明显提高。健康产业方面，积极支持健康产业发展，建立体系完整、结

---

① 《中共中央　国务院印发〈"健康中国 2030"规划纲要〉》，2016－10－25 [2021－06－12]，http://www.gov.cn/zhengce/2016－10/25/content_5124174.htm。

构优化的健康产业体系。健康制度体系方面，有利于健康的政策法律法规体系进一步健全，健康领域治理体系和治理能力基本实现现代化。①

（二）健康文化结构

健康文化是一项面向全民的文化普及工程，涉及群体广泛，结构复杂。因此，健康文化的推广可以借鉴社会组织形式，借助组织结构的合力共同建设。组织结构一般分为职能结构、层次结构、部门结构、职权结构四个方面。职能结构是实现组织目标所需各项业务工作的比例和关系。职能结构包括职能交叉重叠、职能冗余、职能缺失、职能分裂、职能分散和职能错位等方面。层次结构是指管理层次的构成及管理者所管理的人数，也就是组织的纵向结构。层次结构包括管理人员分管职能的相似性、管理幅度、授权范围、决策复杂性、指导与控制的工作量、下属专业分工的相近性。部门结构是指各管理部门的构成，也就是组织的横向结构。部门结构主要是一些关键部门的设置情况，一般从组织总体型态、各部门的各级结构进行分析。职权结构是各层次、各部门在权力和责任方面的分工及相互关系。职权结构主要包括部门、岗位之间权责关系是否对等。

健康文化的推广需要通过各层组织机构的支持，包括各级政府、社会、教育科研机构等社会力量。健康文化发展可以形成自上而下、基层多点推广的参与结构。上层组织机构做好顶层设计，下级组织作为主要推广者执行。特别需要依靠社区和健康文化宣传者的力量，从小范围的社会传播慢慢引起各地区公众对健康文化的重视。健康文化结构各级组织合力联动，推进健康文化

---

① 《中共中央 国务院印发〈"健康中国2030"规划纲要〉》，2016－10－25[2021－06－12]. http://www.gov.cn/zhengce/2016/10/25/content_5124174.htm.

发展的各关键目标的实现，保障健康文化发展的各个环节。

（三）健康文化制度

制度在健康文化建设中发挥统一文化受众意志、规范受众行为的作用，其内涵包括各种成文的和习惯的行为模式与行为规范。文化的观念、意识等因素会反映和形成法律、规范等制度。当制度形成之后，人的观念、意识等因素就通过制度转化成为物质成果，也就是人类行为的选择。以员工群体为例，如企业员工、政府工作者等，他们有对共同物质文化、精神文化等的文化认同，遵循制度规范而共同行动，采取适宜的行为方式。在规范制度方面，我国制定了一系列法规制度，既是民众日常生活的制度规范，也是对大众的合法权益的保护和支持，其目的在于保障和促进社会秩序。制度除了正式的法规之外，也包括一些不成文的习俗、规范，例如工作场所的示范性和指令性规范，能够影响员工的行为决策。

健康文化制度的内涵包括各种成文的和习惯的行为模式与行为规范，它的基本核心是由历史演化产生或选择而形成的一套传统观念，尤其是系统的价值观念。这些观念随着实践过程会形成制度文化，由于历史、民族、地域、风俗等差异而形成各具特色的制度文化。制度文化的自身特点决定了它的动态性，随着社会发展和人类活动，制度文化会不断进行更新和变化。制度文化与物质文化的关系是相辅相成的关系。一方面物质文化的发展会对制度文化的发展起到助推作用；另一方面制度文化也会对物质文化产生反作用，它可以推动或阻碍物质文化的发展。

健康文化制度是健康文化发展中原则、方针、政策的总和，是健康文化事业进行管理的重要依据，起着规范和保障的作用。健康文化制度从侧面反映了健康文化事业的性质，也是贯彻执行健康文化各执行条例的保证。制度是健康文化建设过程中的基础和支撑，合理科学的制度能产生先进的健康文化，而健康文化的蓬勃发展也能反作用于制度，促使健康文化制度更适应健康文化发展。

综上所述，健康文化制度建设关注的重点应该是非正式规范对居民健康行为产生的潜移默化的约束作用。非正式规范对人们行为是有显著影响的，会影响人们对健康行为的选择。正式制度具有法律强制约束作用，但居民对正式制度对行为影响的感受并没有那么强烈。非正式规范作为文化软约束对人们健康行为选择的影响作用更大。

（四）健康文化人员

历史经验已充分证明，正确的路线方针确定之后，人员因素就是目标达成与否的决定性因素。健康文化的发展必须依靠相关人员的推动和支持，而健康文化人员不仅是单纯的健康文化管理者和个体推动者，更是健康文化的实践者。健康文化发展中应该培养一批具有专业知识的健康文化人员，充分依靠医学院校、医院系统等专业机构组织，让健康文化人员对健康文化的发展和推广发挥作用。所有文化理念、制度都需要具体的人员执行和传播，通过健康文化人员的管理、推广和助力，使健康文化在公众范围普及，通过人与人之间的文化影响使健康文化成为社会文化的重要组成部分。

健康文化作为一种需要普及于大众的文化类型，仍需要思想宣传与广泛传播，这就要求健康文化推广人员应该具备宣传和传播能力。在全媒体时代，宣传工作也面临新的挑战，信息技术的发展和传播市场的变化正推动着传统媒体及新媒体发生着深刻变化。以网络为代表的新兴媒体已逐渐承担起跨媒体、跨区域、跨层次舆论传播媒介的角色，日趋成为舆论产生的中心地、舆论传播的集散地、舆论交锋的主阵地。而互联网文化的良莠不齐很容易误导受众思想，必须加强宣传工作人员对舆论的引导和对信息安全把控的能力，通过主流媒体的宣传引导和管理制度及法律体系的完善，加强正面宣传和传播。

健康文化人员要确立坚定的政治立场，具备扎实的健康素养、较强的信息鉴别力和政治敏感性，强化文化引领意识。然后要加强对不良信息的过滤能力，要在健康文化宣传工作中保持独立的思维方式和客观、公正的价值判断。同时，在全媒体时代和大数据时代，需要适时转变工作方式和思路，紧跟时代步伐，提高适应与融合意识，实现全媒体环境下的传播理念。更重要的是，健康文化人员需要不断强化自身围绕健康文化核心内涵、服务健康文化传播的职责，引导民众正确认识健康文化，牢牢把握正确舆论导向，促进健康文化传播路径的科学性和正确性。

（五）健康文化价值

健康文化的价值是对健康文化的客观评价，这体现了健康文化能否有效衍生健康的行为、事物及健康目标，同时也能判断行为方式和生活方式与健康文化的关系度。健康文化价值的导向影响着健康制度文化和健康行为文化的发展方向。健康文化价值观是健康文化的重点，价值观的转变能促进人们健康意识的提高，健康意识是健康价值观的深入表现形式和最终体现，是衡量健康文化和健康价值观发展水平的重要标志。国外学者提出的健康价值观是指个体对于良好健康状态重要性的认识程度。我国学者则认为健康价值观是指主体从自身的健康需要出发，在成长过程中逐渐形成的一种对待健康重要性的内部标准和主观看法。

健康文化价值是社会文化的实践产物，需要通过人们的接受、传播、认可才能发挥其作用。健康文化价值是为公众服务的，只有公众感受到并获得文化的价值，才能产生文化向心力和文化热情，促使健康文化广泛传播。同时，健康文化价值也必须依靠人们的推广和创造，在健康文化发展的社会实践中逐渐形成健康文化的独特价值，使这种价值能对提升公众健康素养和培育健康生活习惯起到重要作用。

健康文化价值能影响受众的健康意识，健康意识主要是个体参与健康活动的自觉程度及对疾病和健康的认知水平和认识程度，健康意识与健康行为之间存在着互动关系，它对调节个体的健康行为具有导向作用。健康意识作为一种社会化的观念，能直接影响人类参与健康活动的态度和行为。加强和提高大众的健康意识不仅有利于人的身心全面和谐发展，更有利于社会文化的良性发展。

健康意识是人们对待疾病与健康的态度，这种态度决定了个体的健康，是对疾病与健康的认知和行动，健康的生活方式不仅体现在要了解自身健康状况，还应懂得科学的健康知识并付诸行动。例如在生活中，很多人保持着良好的生活习惯，不仅知道如何防治疾病，还会学习保持和促进健康的知识和技能。在健康文化价值对健康行为产生正向作用的过程中，自觉践行健康生活方式就是健康价值观和健康意识对健康行为的具体影响。所以，健康意识是大众对健康文化价值认同的集中体现，增强大众的健康意识能有效促进他们遵循健康行为方式。

（六）健康文化氛围

针对社会环境对健康的影响，国外学者运用社会环境对生理健康联系的模型进行研究，证明社会环境的支持能通过两种不同的路径影响健康：其一涉及行为过程，包括健康行为等；其二涉及心理过程，包括控制情绪等。行为过程和心理过程又各自相互影响，例如压力会阻碍健康行为的实施，而运动等健康行为则可以减少压力感。国内学者总结了社会环境支持对健康的影响及作用机制，详细分析了社会环境支持对心理、身体健康的影响，具有显著降低发病率、死亡率和提高大众健康水平的作用。因此，健康文化的氛围对健康文化建设有着不可替代的支撑作用，而健康文化氛围应共同打造精神文化氛围和物质文化氛围，创建立体的健康文化氛围。

浓厚的健康文化精神氛围可以唤醒公众对健康理念的重视，是实现"健康中国"的有力保障。2020 年我国居民健康素养水平达到 23.15％①，普及健康文化，在社会上营造健康文化氛围，提高居民健康素养水平仍任重而道远。健康文化作为可以深入人心的精神文化力量，是向全民普及健康基本知识与理念、提高全民健康素养的一个重要枢纽，更是未来实现健康教育的主要普及途径。因此，加大健康文化的传播力度，打造良好的健康文化精神氛围，能促使公民在潜移默化中养成健康生活方式，逐渐提升健康素养水平。

物质文化氛围的核心是要重视文化设施建设。通过建设文化设施，人们才能获取相关的健康信息和健康技能，并开展相关健康活动。物质文化建设的目的是宣传健康文化的理念和内涵，转变居民健康观念，增强健康意识，营造良好的健康文化环境支持氛围。对于个体而言，环境支持包括社会环境、工作环境和生活环境。在社会环境中通过在单位、社区、公园等主要街道或其他人口密集或醒目的场所，围绕精神文明、卫生健康、养生保健等方面设置内容温馨、形式美观、富有时代感、与环境相融合的健康文化宣传画、宣传牌、宣传标语，营造健

① 中华人民共和国国家卫生健康委员会：《2020 年全国居民健康素养水平升至 23.15％》，2021－04－01［2021－07－12］. http://www.nhc.gov.cn/xcs/s7847/202104/6cede3c9306a41eeb522f076c82b2d94.shtml。

康文化氛围，宣传健康知识，倡导健康生活方式，进而提高个体健康意识，转变良好的行为方式。在工作环境中还有能支持和保障健康的物理环境，比如办公室布局及为职工健康促进提供的物质资源，包括健康生活用品、健身设施等工具性支持。在生活环境中为公众配备必要的健康监测工具，并帮助人们学习和获得使用的技能与知识。无论是社会环境、工作环境还是生活环境中，这些举措实质上都是为传播健康文化知识、树立健康新理念、增强健康意识、提升健康水平提供环境支持，对大众培育健康行为方式、构建健康文化环境、形成健康文化氛围具有积极的支持作用。

（七）健康文化核心内涵

文化的内涵是指文化的载体所反映出的人类精神和思想方面的内容。健康文化的核心内涵指引健康文化接受者们共享同一核心观念，即健康文化能提升公众健康素养，促进国家综合健康水平提升。健康文化核心内涵也是健康文化的核心和出发点，贯穿于整个健康文化发展过程中，并不断进行更新和完善，被健康文化传播者、接受者认同接受，使他们能更好地理解和支持健康文化发展。这种核心内涵是健康文化的核心和基石，也是健康文化的灵魂，更是能维系健康文化发展的思想支柱，通过对其他各要素的渗透影响，让健康文化发展更有活力和动力。

随着人们生活水平的提高，现代社会的健康观念已经逐步更新，也就是当代人强调的全面健康的大健康观念。大健康观念不仅包括身体的健康，还包括精神、心理、道德等方面的健康，是全方位的健康文化观。现代健康文化观在社会的传播也更加广泛。近年来，我国通过开展多种多样的健康素养促进活动，积极进行中医药健康文化、心理健康文化、现代健康观念传播。特别是在如世界卫生日、世界无烟日等世界性卫生节日，以及我国特设的卫生节日，如爱国卫生月、全民健身月等，举行各种形式的大规模宣传活动。[1] 这些健康领域的活动，都是健康文化在实践中的应用，不仅发挥着促进健康的作用，也体现着健康文化核心内涵在社会实践中的健康促进作用。

第三节　健康文化推广策略

一种文化的传承与发扬不仅取决于它自身的魅力和特色，还取决于它如何被有效传播，是否为大多数人所接受。健康文化继承优秀传统文化，汲取现代文化特色，在继承与发扬的基础上随着时代的发展而创新。在日新月异的现代社会，各种文化冲击与碰撞，无数新兴文化经历着繁荣与消亡，如何准确把握和认识、继承和发扬健康文化，是健康文化研究者应共同关注的命题。

一、建立健康文化传播体系

将制度建设与人才队伍建设相结合，建立健康文化传播体系。推广健康文化，实现健康文化的时代价值，需要从社会层面做好顶层设计，开展制度建设，这有助于协调传承和创新之间的关系，促进健康文化的现代阐释和现代转化。从制度层面保障健康文化的传播环境，建立健康文化传播的保障体系，例如《关于开展健康城市健康村镇建设的指导意见》《"健康中国 2030"规划纲要》等制度纲领。有了制度作为顶层设计的纲要和原则，再结合实际开展健康文化传播的具体工作，在全社会范围内营造良

---

① 张成：《健康文化建设模型构建及其实证研究》，成都中医药大学，2018 年，第 11 页。

好的健康文化传播氛围，促进健康文化的传承与建设。

制度保障归根结底需要人来实现，所以需要加强健康文化的专业队伍建设。健康文化虽然是普及大众、积极向上的文化，但是内容正确不等于宣传效果好。健康文化传播需要健康文化推广人员讲究技巧、注重艺术性，要明确受众感兴趣的传播内容、乐于接受的传播方式、易于理解的话语方式。这就要求将健康文化融入现入现实生活，牢牢把握人民群众对健康生活的美好向往、对健康生活方式培育的喜好方向，加强话语体系建设，创新传播方式，让大众了解健康文化能够为大家生活带来怎样的改变，已经发生了哪些改变。同时，在进行健康文化的传播过程中，往往存在信息误差、传播力度不足等问题，这就需要从事健康文化传播的工作者具备一定的健康素养和相关专业知识，既包括健康文化知识储备，也包括深入挖掘健康文化蕴含的时代价值的分析能力，还包括将健康文化与现实需要相结合、相对照的能力，才能确保健康文化传播内容的规范性和合理性。

搭建起制度平台和人才队伍后，才能利用组织与团队的力量探索健康文化传播体系的建设。全媒体传播平台广受好评，可以充分利用其全方位多样化等优势进行健康文化传播。网络时代中，信息已经渗入人们生活的各个领域，它无处不在、无人不用，大数据的力量超乎人们的想象。伴随着科技发展，全媒体的形式不断创新，全媒体发展迅速，全息媒体、全员媒体等蓬勃发展，给舆论生态、新闻格局、传播方式等带来全新挑战，也对新闻舆论工作提出了更高的要求。全媒体时代对新闻传播的挑战同样是健康文化传播的新挑战。特别是5G技术的推广与运用，为健康文化传播提供了更大的机遇。健康文化传播要运用信息革命成果，借助媒体融合向纵深发展的浪潮，综合运用全媒体的表现形式，以多元化、多介质、多层次进行健康文化的传播和内容推送，实现健康文化从虚拟到实体、从可读到可视、从静态到动态、从一维到多维的升级，满足多终端传播和多维度体验宣传。

健康文化传播体系还应重视宣传风格建设，创新宣传表达方式，在表达方式上既要体现科学性、专业性，也要符合大众的语言习惯，具有趣味性、教育性、感召性等特点。选择何种文风向大众表达健康文化的主要内容，如何打造使受众容易接受的概念、范畴、表述，探索适应新时代和新形势的话语表达方式，都是健康文化传播体系中的难点问题。在具体健康文化推广实践中，应当将健康文化的话语表达嵌入社会文化表达体系中，把握好健康文化传播的节奏，根据不同传播平台和不同传播形式采用不同的文风表达。还可以适时结合社会健康卫生热点，将健康文化融入生活细节，拉近受众与健康文化的距离，让健康文化以大众喜闻乐见的方式根植于社会文化中。

二、探索高校推广路径

为促进健康文化与校园文化深度融合，就要探索高校健康文化推广路径。推进"健康中国"建设是全面建成小康社会、基本实现社会主义现代化的重要基础，也是全面提升中华民族健康素养、实现人民健康与经济社会协调发展的重要举措。

健康文化是"健康中国"建设的文化支持，其推广是一项涉及面宽、影响面广的素质工程。大学生作为国家的人才储备力量，是公共文化传播的重要受众群体，应该将健康文化在各大高校中广泛推广。通过适宜的高校健康文化推广策略，积极推动高校健康文化传播，培育健康文化自信，促进大学生健康意识和健康行为的习惯养成，从而推进"健康中国"建设进程。

（一）构建高校健康文化推广体系的意义

1. 丰富高校校园文化内涵，塑造大学生健康生活理念

高校校园文化作为社会文化的重要组成部分，对大学生的人生观、价值观有着积极的指导作用，是大学生行为的重要影响因素。在"健康中国"大背景下，青少年的健康问题已成为热点话题，校园文化中融入健康元素已经成为时代趋势，通过校园文化对大学生的辐射作用，可以对大学生的健康理念塑造形成潜移默化的熏陶。在高校构建一个完善的健康文化体系，将健康理念通过校园文化进行宣传，构建良好的校园健康文化环境，有助于让更多的大学生接受健康生活理念，促使其养成良好的健康行为习惯。

2. 改善当前养生文化环境，提升大学生健康信息辨别力

大学阶段作为连接学校与社会的一个过渡阶段，是人生观、价值观定型的关键时期，其接受的文化类型有着重要的行为指导作用。信息化和网络化时代的来临，随之带来网络文化泛滥、多元文化冲击，大学生能接触到的信息面越来越广，各类养生文化也充斥在大学生周围。同时，由于自身知识、阅历等因素的影响，大学生对接触到的文化判断力较弱，易受错误和偏激文化的影响，对养生文化存在盲目的崇拜或误解等。在倡导大健康的当今社会，健康文化作为一种社会文化，可以积极引导大学生接触正确的健康知识，避免陷入虚假的健康陷阱，从而真正提升自身的健康素养，提高健康生活水平。

3. 巩固当前社会文化环境，强化大学生健康文化认同

文化认同是一种群体文化归属的感觉，是一种个体被群体的文化影响的感觉，我国有着悠久的历史传统文化，其中传统医学文化、养生文化凝聚着千百年来中华人民的智慧结晶，是当前社会文化中可以借鉴和推广的精髓。大学生的文化自信关乎国家未来的文化建设，需要综合多元化的方式培育大学生。我国悠久的传统医养文化是构建现代健康文化的重要思想资源，可以充分发挥健康文化弘扬中华优秀传统文化的作用，深化健康文化在推进全民健康中承担的重要历史使命，有效发挥高校校园文化对公共文化事业发展的积极作用，用健康文化认同描绘"健康中国"的蓝图。大学生在进入社会前，有充分的时间和机会接受各类文化，健康文化在其中可以扮演传承、教化、激励的积极作用，大学生可以从健康文化中获得传统文化的归属感和健康理念的安全感，确立和完善自我文化认知，持续强化大学生对健康文化的认同感。

（二）基于 SWOT 战略的高校健康文化推广路径

"SWOT 分析模型"是 20 世纪 80 年代初由美国旧金山大学国际管理与行为科学教授韦里克提出，通过对被分析对象的优势（Strengths）、劣势（Weaknesses）、机会（Opportunities）和威胁（Threats）加以综合评估与分析得出措施，综合形成整体优势战略，其措施具有较强竞争力。通过内外部环境分析大学生健康文化推广的优势（S）、劣势（W）、机会（O）、威胁（T），并将其进行两两组合，形成优势－机会（SO）、劣势－机会（WO）、优势－威胁（ST）、劣势－威胁（WT）四种战略，构建有利于大学生健康文化推广的路径。

1. 基于优势—机会（SO）战略，挖掘高校健康文化推广理念

近年来，"健康文化"理念随着"健康中国"战略的提出日益重要，而文化软实力也成为社会文化的重要倡导，这都是大学生健康文化推广的独特优势。而同时，伴随着互联网的发展，出现了大批信息技术和媒体产品，各类新媒体，为健康文化推广提供了多种机会选择。借鉴"SWOT 分析模型"将大学生健康文化推广的优势和机会进行组合，可在健康文化推广体系中挖掘以"文化传承"为主的健康文化推广理念，围绕推广理念核心，剖析健康文化精髓。

健康文化作为一种社会新文化，其内涵中融入了中华传统医学文化精华，这一契合点也让健康文化成为传承中华文化的有利切入点。因此，健康文化推广理念中融入"文化传承"这一核心思想，使健康文化推广与文化传承有机结合、相辅相成。基于"文化传承"有效推广"健康文化"，可以助力夯实文化软实力的根基、努力传播当代中国的价值观念、努力展示中华文化的独特魅力。

2. 基于劣势—机会（WO）战略，创造高校健康文化推广条件

当前阶段，大学生对健康文化整体内涵还处于较陌生阶段，在高校内部的推广力度远远不够，这也是健康文化推广的劣势所在。同时，全媒体时代信息无处不在、无所不及、无人不用的文化传播环境为健康文化推广提供了充分的机会。全媒体时代是个大趋势，在这大趋势下，健康文化推广有更广泛可利用的外部条件来弥补其劣势。因此，将大学生健康文化推广的劣势和机会进行组合，外部推广条件的机会使健康文化在大学生群体中的推广变得更加现实。

首先，大学生群体相对集中，大部分时间都处于校园环境，接受的大多是校园宣传媒介，可以充分利用学生使用度较高的官方公众号、微博等现代新媒体定期进行健康文化推广，让学生可以在接受常规信息的同时有较多的时间和途径去了解健康文化；其次，大学校园里逐渐兴起很多自媒体，高校可以引导学生运用丰富的媒体平台进行健康文化宣传创作，鼓励原创推广，用反向宣传思维促进健康文化推广；最后，通过新媒体在大学校园里推广健康文化可以经过筛选，将积极向上的健康文化定向宣传，筛除负面、消极的文化，能让健康文化的推广更具成效。

3. 基于优势—威胁的（ST）战略，细化高校健康文化推广措施

虽然健康文化具有其独特的优势，但大学生的人生观、价值观正处在形成阶段，各种校园文化对其都会有影响，健康文化作为一种新兴文化，与其他校园主流文化相比容易被忽略，在学生中的知晓度较低，是其无法避免的威胁。因此，结合健康文化推广的优势和威胁，高校对健康文化推广的举措有以下几方面：一是定期举办健康文化讲座，将健康文化逐渐融入校园文化，提升其在大学生群体中的知晓度，拓宽学生健康文化知识面；二是成立健康文化主题社团，社团作为高校的学生组织，其名目、样式、活动内容丰富多变，更易于让学生接受，可以通过健康文化社团的活动，提高学生了解健康文化的积极性；三是可以适度宣传国家相关部门下发的文件及指示，比如《关于实施中华优秀传统文化传承发展工程的意见》等文件，紧跟教育部或其他相关部门下发的一些文件精神，参加全国、全省的相关比赛及活动，提高学生对健康文化的理解；四是充分利用高校图书馆的馆藏资源和场所空间，采购适宜高校馆藏的健康文化相关图书，策划组织健康文化专题书目推荐活动，在图书馆开展健康文化导读活动等。

总之,大学是以人才培养、科学研究、社会服务、文化传承与创新为主要功能的独特社会组织。健康文化对大学生的健康价值取向、生命信念、理想追求、人格塑造、德育导向和行为准则有着重要的影响。高校作为培养人才的重要基地,应该充分发挥海纳百川的文化多元化优势,促进健康文化与校园文化的交融,使大学在这种多元文化的相互交融中不断加深对健康文化的理解。

4. 基于劣势—威胁(WT)战略,展望高校健康文化推广策略

目前,健康文化在大学生中进行推广并无成熟的范式可寻,还未在高校引起广泛共鸣,很容易被其他校园文化覆盖,无疑有着其劣势和威胁。若剖析劣势和威胁的关键点,可能将其转变为优势和机会。大学生是高校教育必不可少、不可或缺的主体,虽然健康文化对于大学生来说还比较陌生,但他们经历了十余年的学习生活,学习能力和接受能力强。初入大学学习阶段也是接受新事物的最佳阶段,因此在新生入学时融入健康文化教育,效果会比其他阶段更显著,更能将其劣势转变为优势。当下多元文化冲击校园文化,但"健康中国"这一论调逐渐深入人心,也为推广健康文化创造了更好的机会,在当前大环境下,政府的提倡、引领,政策的支持、扶持,各大高校的响应,为健康文化在校园的推广创造了良好的氛围、发展的空间,这些权威性指向可以回避其他校园文化带来的威胁。同时,在新的时代背景下,更多高等院校开始走向世界,通过文化交流和经验借鉴提高大学的办学水平和教育质量。健康文化在各国范围内都有定义,通过高校学生的国际交流,可以让健康文化的内涵和外延更加丰富,使健康文化的凝聚力、教育力、创造力、影响力得到提升。所以,努力推广健康文化也能提升大学的文化底蕴和水平,不断提高大学核心竞争力。

用"SWOT 分析模型"来进行高校健康文化推广是以"健康中国"为基点，以"传承、创新、发展"理念为指引，充分结合我国当前社会大环境，综合考虑健康文化在高校进行推广的内外部因素，进行健康文化的传播及推广。新时代高校肩负着为社会培养接班人和建设者的重要历史使命，大学生的健康理念和健康生活方式是新时代培养人才的基础。在高校推广健康文化有助于提升大学生的文化素质和健康素养，这对国家软实力的提升起着重要的作用，也对我国综合实力增长有着积极而深远的意义。

三、营造社区健康文化氛围

推进大众健康文化培育，积极开展社区健康文化推广。党的十九大倡导文化自信，大力推动文化繁荣，健康文化不仅是社会文化的重要组成部分，也是人民美好健康生活的重要保障。社区作为社会群体的重要单元，是公共文化传播的重要受众群体。将"健康中国"战略与社区健康文化研究相融合，探究健康文化推广手段在居民健康文化推广中的作用，提出适宜社区需求的健康文化推广策略，积极推动社区健康文化传播，促进社区居民健康意识和健康行为的习惯养成。

（一）加强社区中医药文化宣传

在社区以大医精诚理念为基础，将中医药文化融入健康文化，切实提高基层中医医疗服务能力，完善覆盖城乡的中医医疗服务网络，促进中西医结合，促进民族医药发展，推动"互联网＋"中医医疗。采取辨证诊疗和预防养生相结合的模式，加快中医养生保健服务体系建设，研究政策措施，鼓励社会力量和保健机构加入中医药文化宣传队伍。

在社区逐步开展中医药生卫保健服务，加快中医养生保健服务体系建设，提升中医养生保健服务能力，发展中医药健康养老服务，发展并推广中医药健康旅游服务。中医药文化有悠久的历史，是健康文化中可发掘利用的重要资源，当前国家对中医药文化的发展也十分重视，例如《中医药发展战略规划纲要（2016—2030年）》中对中医药的未来发展提出了规划。其中提出要扎实推进中医药文化继承宣传，"加强中医药理论方法继承""加强中医药传统知识保护与技术挖掘""强化中医药师承教育"，全面提升中药产业发展水平，重视中医药资源保护利用。"繁荣发展中医药文化……强化职业道德建设，形成良好行业风向。实施中医药健康文化素养提升工程……"，加大提升中医药健康文化素养的力度，建设中医药文化宣传教育基地和强化中医药健康文化传播，健全和完善中医药法律、标准及中医药人才培养体系。加强中医药文物资源保护和非物质文化遗产传承，"推动更多非药物中医诊疗技术列入联合国教科文组织非物质文化遗产名录和国家级非物质文化遗产目录，使更多古代中医药典籍进入世界文化名录"。推进中医药文化保护措施，健全中医药法律法规，完善中医药标准体系，加大改善扶持力度，"加强中医药人才队伍建设"，并推进中医药信息化建设。①

（二）融合智慧社区推广健康文化

利用智慧社区的机构设置，建立智慧健康服务中心，设立健康评估标准。搭建系统服务平台，构建智慧健康服务体系。通过有针对性的规划，打造人与自然的有序环境，满足功能齐全、布局合理的需求，形成促进居民健康的社区环境。政府主

---

① 《国务院关于印发中医药发展战略规划纲要（2016—2030年）的通知》，2016-02-26［2021-07-27］. http://www.gov.cn/zhengce/content/2016-02/26/content_5046678.htm.

导、社会参与，多方力量推动健康文化，政府要进一步加强健康居民健康素养教育，同时倡导社区范围内的医疗机构加快健康文化宣传力度。加强高等医学院校全科医学、护理学、康复医学等教育，鼓励毕业生进入社区卫生服务中心就业。并且组织周边大中型医院的高中级专业技术人员定期到社区进行专业技术指导和巡诊。

（三）强化社区健康教育

统筹规划和安排社区健康教育活动，提供健康辅导和咨询，发放健康教育资料。针对健康素养基本知识和技能，优生优育及辖区重点健康问题等内容，向城乡居民提供健康教育宣传信息和健康教育咨询服务，设置健康教育宣传栏，定期更新内容，开展健康知识讲座等健康教育活动。建立居民健康档案，以妇女、儿童、老年人、残疾人、慢性病人等人群为重点，在自愿基础上为区域内的常住人口建立统一和规范的居民健康档案。多角度多层次开展健康教育和健康促进，利用线上、线下网络资源开展咨询、保健、健康评估指导等服务。并可利用空余场地，创建社区健康文化宣传基地和健康文化传播体验中心。

（四）重视健康文化社区宣传效果

健康文化是有着漫长演进历史的复杂综合性文化，涉及医学、科技、文化、地理等诸多方面。如何发挥健康文化在社区推广的现实功用，关键在于如何深入挖掘健康文化的传播价值，并结合新时代语境进行合理阐释与转化，使其成为被社区群众接受的文化。在健康文化的社区推广中应该进行分层传播，满足社区不同类型受众的多层次需求。健康文化具有包容性与发展性，涉及诸多方面。因此，分层传播是健康文化的传播的有效策略之一，所谓分层传播，就是将受众视为具有共性的多层次群体的有机组合，只有通过针对不同层次受众的精准传播才能有效提升传播的效率。例如针对社区老年人、中年人、学生、妇女、儿童等不同层次人群，健康文化的传播方式都应有所变化。目前健康文化的传播多停留在知识传播和商业价值传播方面，对其价值引导等方面的挖掘还有所欠缺。而精神文化和价值引导是文化的核心部分，健康文化精神在健康文化中起主导作用。这就需要在实际传播过程中，将健康文化进行系统挖掘，将具体内容进行分类，同时确立文化核心，以中国传统文化为蓝本，开展系统性、针对性地转化和传播，提升传播的有效性。

四、开展梯队式宣传

健康文化是精神文明与健康知识的融合与相互渗透。将健康文化作为公众之间可以交流的普遍认可的一种沟通纽带，有利于使其通过各种媒介的传播得以延伸。健康文化的传播是围绕健康这个核心概念所开展的，传播的目的是让健康文化深入人心。健康知识的传播，更重要的是要传播健康理念，将健康视为一种特殊文化进行传播。健康文化旨在全社会范围内宣传正确的健康生活方式、传播健康素养理念，受众范围广，其目标是全民健康生活，因此宣传受众有着多年龄段、多职业、多种心理状态的特点。针对不同人群采取同样的宣传模式，往往因受众自身接收信息能力和喜好差异难以达到预期效果。健康文化的传播必须立足于公众的精神需求与个人特点，否则就会适得其反。因此可以根据健康文化受众特点，开展多维度的宣传方式，将受众进行梯队式管理，有的放矢进行健康文化宣传。

（一）年龄梯队宣传模式

不同年龄的受众其工作、生活、学习的压力源不同，对健康文化宣传内容的偏好也存在差异，它们对健康内容的关注点也各有偏重。因此，根据年龄进行梯队划分，可以更有针对性地开展健康干预和健康文化推广工作。

第一梯队：10 岁至 25 岁年龄段，主要是比较具有自我意识和学习能力的学生群体、职场新人。这个年龄段是受众身体、心理各方面成才期与初步定型期，是健康生活方式和健康素养形成和培育的关键阶段。该阶段群体身体素养较好，对健康文化的需求多关注体重、身材、外貌等外表性特征，以及青春期的心理、生理问题。对该阶段的健康文化宣传应通俗易懂、寓教于乐、贴近生活，为广大青少年树立良好的健康素养意识，帮助他们养成良好的健康生活习惯，成为"健康中国"建设的主力军。

第二梯队：25 岁至 40 岁年龄段，主要是职场的青壮年主力军。这个阶段受众大多已有独立的自我意识、经济来源，在生活中承担起赡养父母、哺育儿女等社会角色。该阶段群体也最容易放纵不健康的生活方式，在快节奏的现代社会，迫于生活、工作或学业的压力，逐渐养成熬夜、酗酒等不良生活习惯。因此，该年龄段的健康文化推广应重视对"治未病"的宣传，突出预防疾病的概念，提醒不良生活习惯对未来造成的严重后果，警示亚健康状态给人带来的各种不良影响。

第三梯队：40 岁至退休年龄段及中老年人群体。这部分人群或多或少已出现健康问题，且已养成较为固定的生活方式。应更关注该部分人群的慢性疾病如高血压、糖尿病、痴呆等老年疾病的治疗和保健问题。因对健康生活有更强烈的渴望，容易出现偏听偏信、上当受骗等情况。因此，对中老年阶段人群的健康文化宣传，应该侧重于健康生活方式的劝导、虚假养生信息的筛选和辨别等，做好科学保健和调养的健康内容宣传，防止误入保健陷阱。

（二）团体健康文化宣传

健康文化的宣传是群体性活动，不可能完全到"一对一"的宣传教育，所以需要重视团体宣传的重要性，且存在团体宣传效率高、节约宣传成本等优点。同时团体宣传可以有效加强团体中个体受众之间的沟通，增进健康文化的多向传播，从而促进更多人了解、宣传健康文化。

一是以社区或某小区为单位，定点开展趣味性健康文化宣传，张贴健康文化宣传海报、开展社区健康互动、公益性体检、健康讲座，吸引有兴趣的居民参与，达到口口相传的效果。

二是以企事业团体为单位开展全体性的健康文化宣传活动，例如在世界卫生日等举办有奖健康问答活动、春秋季的体育比赛、健康主题作品评选活动等；同时加强必要的场所、设施建设。在丰富文化生活的同时，增强全体员工的凝聚力。这些文娱性活动因贴近生活易于开展，因而广为企事业单位工作人员喜闻乐见。

三是举办大型的区域性健康文化宣讲。邀请知名的专家学者就健康文化进行专题巡讲，并联合区域内的卫生医疗组织、高等院校等举办，尽可能吸引区域内各行业人员参与，在宣传规模上显示健康文化宣传的力度，使区域内形成良好的健康文化宣传氛围。

五、把握两条主线

重视健康文化推广基础，把握物质文化和精神文化两条主线。近年来，我国从实现全民健康的目标出发，《"健康中国2030"规划纲要》等顶层设计和卫生健康相关重要会议、党的十八大及十九大，均把文化建设放在重要地位，特别是把"健康文化建设"视作"健康中国"战略中推动精神文明建设的重要内容将其作为全民健康工程中的重要组成部分。健康物质文化中的环境支持会对健康精神文化起促进作用，也会对健康行为转变产生影响，健康精神文化中的健康意识对健康行为有决定性作用，健康价值观转变对增强健康意识也会发挥重要作用。因此，健康文化推广中应该重视物质文化建设和精神文化建设两条主线。

（一）健康物质文化建设

在健康物质文化的建设中，应该以健康素养为重点内容开展宣传教育，营造健康氛围，培育和强化公众的健康观念和健康意识，创造有益于健康的文化环境。充分认识"卫生新闻舆论宣传是重要的卫生资源"也是推进健康文化建设的一项战略举措。应充分利用各种新闻媒介、主流媒体、互联网等舆论工具，有组织、有计划、有目的地开展多方面、多角度、多层次、全方位的卫生宣传舆论攻势，营造良好的健康文化氛围，广泛宣传健康新观念。一是要打造新型健康文化宣传街，把健康素养知识作为重点宣传内容，尤其是要注重场所健康文化建设，因为它是健康文化活动的载体，更是群众文化活动的示范窗口，并对群众文化活动起到较强的示范辐射作用。在社区、公园、医院、车站等主要街道或人流密集的公共场所，围绕精神文明、卫生健康等方面内容设置内容温馨、形式美观、富有时代感、与环境相融合的健康文化宣传标识，打造全新的健康文化宣传阵地，倡导健康新观念。通过设立健康文化宣传栏、展板、文化墙等方式，完善宣传场所，优化宣传环境，传播健康文化知识，树立健康新理念，逐步提升居民健康意识。更要注意将健康文化融入社区文化、校园文化、企事业单位文化建设中。二是要在充分利用广播、电视、报刊等传统媒体的基础上,重点利用微博、微信公众号等新媒体,对有关健康政策法规、典型人物或事迹及重大活动等进行采访报道,以健康素养为载体,传播符合现关社会风尚的新型健康观念,在社区普及健康知识,营造健康氛围,转变健康行为,形成区域内健康宣传教育新态势。

各地区的政府也可以积极开展健康物质文化实践,从政府层面向基层进行健康物质文化辐射。例如吉林省卫生健康委员会曾联合中国人口出版社在 2018 年开展了"健康生活·悦动吉林""健康文化书屋"授牌赠书活动。吉林省卫生健康委员会在全省开展"健康文化书屋"建设,是按照"健康生活·悦动吉林"整体工作部署举办的一项重要活动,也是吉林省全面推进健康吉林建设的一项重要举措。"健康文化书屋"建设是在 2017 年吉林省首批 11 个示范点基础上开展的第二批建设活动,在城市内新建 10 个"健康文化书屋",由中国人口出版社和省卫生健康委员会共同投资捐赠图书 7000 余册,涉及健康促进和健康素养、常见病防治、中老年保健、生殖健康、养生保健、家庭保健、孕育和新生儿护理、青春期健康教育、幸福家庭、大众健康饮食和人口文化等 10 大系列 167 种图书。① 从实践来看,"健康文化书屋"已经成为提高人民群众素质和社会文明程度的有效载体,在倡导健康生活方式,普及健康常识、弘扬健康新风、宣传健康政策中发挥着积极示范作用。

(二)健康精神文化建设

健康精神文化是物质文化的核心载体,是在健康物质文化基础上衍生出的卫生领域、健康领域的人类共有的意识形态和

---

① 《"健康文化书屋"授牌赠书活动正式启动》,2018-03-23 [2021-08-12]. http://news.cnjiwang.com/jwyc/201803/2623594.html。

文化观念的集合。除了发挥健康物质文化建设对健康价值观和健康意识的基础作用，还要了解不同居民的生活环境、健康状况，发挥健康教育的针对性作用。要通过问卷调查、实地调研、健康义诊、健康讲座等方式广泛了解社区居民、学校师生、企事业单位职工等群体的真实健康需求，特别是流动人口卫生保健、居家老人健康养老等健康需求，将真实的健康需求体现在健康精神文化建设中。也就是说健康精神文化的建设实际上是社会公众自身对健康文化的诉求，个体会产生对健康知识的需求，也就是对健康物质文化的需求，例如健康教育讲座或健康咨询。如果通过健康物质文化能够使其解释面临的健康问题，并提供解决问题的方法，那么个体就容易相信健康物质文化建设传达的健康知识，从而付诸行动，也就是健康精神文化建设所要达到的目标。

（三）整合物质文化和精神文化资源

健康文化推广中，合理运用物质文化和精神文化资源，充分利用社区、学校、医院、企事业单位等场所已有的文化设施资源，调动其积极性，充分利用这些组织已有的人力、物力、财力等资源，重构固有的资源分配模式，形成共享的横向联系，实现文化资源的整合与利用，合理配置健康文化建设所需的资源。要发挥医院疾病预防、学校宣传教育、企事业单位组织管理、社团组织活动等各自优势，最大限度地挖掘和有效利用文化资源，既能实现互利互惠，还能增强彼此之间的交流合作，将有效实现闲置的文化设施和场地资源共享，迅速提升健康文化建设水平。从多个方面开展整合文化资源、优化配置的工作：一是政府管理部门要加强对已有资源的合理管理和规划控制。在信息共享的基础上，提升健康文化资源利用率，充分发挥各类资源的价值。二是对文化资源进行优化配置和共享。除了共享基础设施资源、组织资源、信息资源，尤其要重视对人才资源的共享。例如，可以通过医院健康保健领域专家教授进社区、进企业、进校园等活动，提升健康文化普及的科学权威性，吸引群众参加，传播疾病防治专业知识，提升健康文化格调。三是发展有自身特色的健康文化。例如，在流动人口较多的区域，加强对他们的健康教育和健康管理，对他们予以关怀和帮助，建设符合流动人口群体特点的健康文化。或结合社区老年人群居多的情况，以居家养老为主题进行相关健康文化建设，设计贴近实际的特色老年活动，开展以高血糖、高血压、骨质疏松防治为主的健康教育等。

第四节　健康文化推广实践

一、校园健康文化普及

2020 年，成都医学院与共建附属小学开展了中医药健康文化进校园活动，探索中小学健康文化普及路径。基于高校面向青少年普及中医药健康文化实践，探索基础教育阶段的中医药文化培养体系，在立德树人的根本任务中关注培养青少年健康素养、传统文化自信与民族自豪感，打通高等教育与基础教育壁垒，构建一体化教育生态圈。

（一）实践意义

中医药文化是我国独特的健康文化资源，也是中华民族的文化瑰宝，凝聚着深邃的哲学智慧、文化内涵与人文精神。党的十八大以来，党中央高度重视中医药事业的振兴发展，做出了一系列重大战略部署，先后颁布了《中医药发展战略规划纲要（2016—2030 年）》《中共中央　国务院关于促进中医药传承创新发展的意见》等纲领性文件，明确提出"大力弘扬中医药文化""推动中医药进校园""将中医药基础知识纳入中小学传统文化、生理卫生课程""实施中医药文化传播行动，把中医药文化贯穿国民教育始终，中小学进一步丰富中医药文化教育，使中医药成为群众促进健康的文化自觉"等要求。

中华优秀传统文化是中华民族生生不息、代代传承的精神血脉，教育则是此精神血脉得以延续的载体，基础教育更是国家发展的基石，在基础教育阶段有针对性地开展中医药文化启蒙教育，发挥其在儿童潜能开发、人格培养、道德树立等方面的作用，有助于延续中华文化的基因，增进青少年对中华优秀传统文化的了解和认同，增强其民族自信，肩负起中华文化复兴的历史使命；同时，中医药文化教育还有助于提升青少年的健康素养，帮助他们建立健康意识，养成良好的生活习惯。而高校的作用是要扮演实践活动中的社会角色，打造高等教育与基础教育联盟，从基础教育阶段入手，探索中医药文化教育实施的路径。

（二）实践目标

深入挖掘我国中医药健康文化内涵，结合我国基础教育阶段学生的生理心理特点、知识水平及德育、智育、美育等方面的目标，依托于联盟举行中医药科普课堂、中医药文化体验日、中药种植基地、功法练习及课外参观等活动，打造中医药文化分层体验，围绕立德树人根本任务，在基础教育中实现信任中医文化、热爱中医文化、尊重中医文化、崇尚中医传统的氛围，传承中华优秀传统文化，并结合当地特色文化与资源，促进特色中医药文化进校园，引导青少年树立正确健康观，培养团队协作能力，增强民族文化自信，自觉践行社会主义核心价值观，培养具有家国情怀的接班人。同时本着优势互补、互利共赢、促进发展的原则，充分发挥区域资源优势、高校人才科技优势，打通高等教育

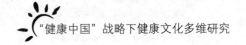

与基础教育壁垒，构建一体化教育生态圈。

（三）具体举措

以中医药与中国传统文化为抓手，在共建附属小学开展"中医·中药·健康"特色课程建设，形成中医药文化普及基地，并联合成都医学院第一附属医院、附属青白江中医院、附属新都区中医院围绕资源共享、品牌共用、人才共育、课题共研、特色共创五个方面开展贯穿大中小学的中医药健康文化素养提升活动、中医体验活动和"中医·中药·健康"区域行活动。

1. 编撰科普书

调研学习，形成共识。前期针对不同年级学生特点、不同学期自然环境特点与中医药相关植物生长特点，结合其他省份中医药文化课程既往经验，联盟内部交流学习课程开发、建设与转化等相关工作经验，并通过搜集教材、大纲等相关材料，邀请专业人士，在广泛听取中小学生及老师、家长意见基础上，结合我国中医文化内涵及基础教育阶段学生特点，明确中医药文化进课堂教育目标，达成教育改革共识。

明确内涵，绘制框架。通过查阅文献、阅读古典书籍，明确我国中医药文化内涵，结合我国基础教育阶段学生特点与教育目标，确定中医药课程体系，以兴趣培养和文化认同为重点，知识传播与活动体验并重。第一课堂的体系设置主要围绕文化熏陶、知识传承、思维训练和技能实践；第二课堂主要以文化体验、文化实践为主，加强校园设施文化特色，营造校园文化氛围，让理论指导实践，让环境塑造人才。

遴选专家，协同育人。遴选成都医学院专家、中小学优秀教师共同编写了《中医·中药·健康》。综合多方支持，构建广泛覆盖医德医风、中医技能、中药辨识、运动养生、文化自信等方面的中医药基础文化体系，其内容由浅入深，每节内容安排课后思考题或体验活动，重视学校与家庭、社会协同育人。

突出特色，个性鲜明。《中医·中药·健康》内容突出四川地域特色，弘扬地域文化。其内容还与中医药重大热点结合，如"屠呦呦与诺贝尔奖"等内容，以增强中小学生的文化自信。其内容设计融入成都与各附小的鲜明特色，其内容设计多数是成都各个公园或附小周边栽种的花草树木，方便中小学生在生活中观察体会药草的作用，教材排版加入附小吉祥物图案。

教师培养培训。围绕教学发展、专业发展、个人发展和组织发展四个维度，通过工作坊、研讨会和对话教学等方式共同研究解决课程的组织与开展、提升教学设计能力和课堂的管理办法等方面的问题。

2. 健康文化与多学科融合

中医药健康文化部分内容对青少年来说还略显晦涩难懂，他们理解困难在所难免。因此，结合青少年阅读和理解能力特点，将健康文化知识化繁为简，促进中医药健康文化与多学科的融合，让他们可以通过熟悉的学科了解和接受中医药文化。

中医药典籍与语文学科融合。在语文课外延伸阅读材料中适当增加中医药方面的名人轶事，比如扁鹊见齐桓公、李时珍与《本草纲目》等内容。以故事为切入点，带领中小学生慢慢走近中医药世界，培养中小学生对中医药的兴趣。结合教育部、国家语言文字工作委员会、中央文明办共同组织的"中华诵·经典诵读活动"，鼓励中小学生习读中国传统文化经典，奠定中医药文化的扎实根基，教育中小学生具有"仁爱之德"，进而促进他们在精神层面形成自觉的人文关怀。

中医药知识与科学课程融合。在科学课程中开展绿色科技实践项目探索，包括在专家的指导下建设中草药种植园，结合课程内容，引导中小学生观察药用植物的生长周期，观察叶的形态特点、解剖花的结构等，在科学实践中激发中小学生对中医药的兴趣，并开展了"川产道地药材解读""我的浸泡标本"等中医药科学活动，让中小学生参与中草药种植、识别、培育和参观学习，培养中小学生中医药文化素养。

中医药文化与美术学科融合。针对中小学生思维活跃及喜欢美好事物等特点，联盟将中医药文化知识与美术学科相融合，设计和开展多种美学活动，如借助认识中草药的过程带领他们开展画植株、制作花的解剖图、创意书签、叶脉画等活动，将其作品集中展示在教学楼中医药文化长廊，让更多的人感受到中医药文化带来的自豪感和幸福感。

中医药文化与音乐学科融合。在音乐学科中融入传统中医哲学思想，结合自然环境、四季变化，选择相对应的中国古典音乐让中小学生欣赏体会，不仅延展了《中医·中药·健康》中的知识，更让他们切身感受到中国古代哲学的美妙与神奇，在此基础上传播中国传统器乐知识与中医养生知识，可促进他们体会中国传统艺术文化的博大精深。

中医传统保健与体育运动融合。根据少年儿童生长发育特点，并在学校原有课间操灵动活泼特点的基础上，以动静相调为原则选择了适合中小学生的传统保健体育运动——五禽戏与八段锦。八段锦注重对训练者呼吸吐纳的调节，与学校原有课间操动静结合；五禽戏招式则更能够引起他们兴趣，在对虎、鹿、熊、猿、鸟的动作模仿过程中，增强他们对中国传统文化中"天人合一""道法自然"的基本认识。

3. "大手拉小手"健康文化活动

针对中医药特色校园健康文化活动，注重大学生志愿者的参与，由志愿者带领中小学生在端午节制作药用香囊等；利用延时兴趣课等平台，邀请专家与志愿者加入交流探讨；志愿者带队组织中小学生参观高校中药标本室、中草药种植园地、中医诊断实验室等，充分发挥资源优势，共享共用；在志愿者的带领下，建设以中队为单位的主题药圃实践基地，让中小学生认领种植区域，负责药圃植物的日常管理，增强他们的主人翁意识。

（四）实践评价与反馈

中医药健康文化科普活动的考核评价方式应多元化，联盟可根据具体实际，通过对中小学生中医药传统文化知识、中医药文化兴趣、中医健康养生知识、第二课堂实践活动表现四个方面进行测评，并以学生自评、同伴反馈、教师反馈、家长反馈四个方向动态衡量他们的学习情况。在实践活动中鼓励试点班级学生积极参加经典诵读表演、开展"药食同源烹饪小厨神"等活动，通过学生自评、互评，老师、家长共评等选出优秀作品进行展览，让更多的中小学生感受到中医药文化的乐趣。

在每个阶段的工作完成后，通过问卷、访谈等方式收集资料，从中小学生对中医药文化的了解及掌握程度、中小学生对课堂的看法及兴趣爱好、中小学生对中医药文化的需求等方面进行分析，及时发现问题、改进不足，促进活动扎实推进。

（五）实践价值与思考

从国家层面来讲，实践有助于加快推进"健康中国"建设步伐。中小学生从小掌握实用多样的中医药养生知识、技能以及先进的养生治病理念，有利于长大后形成健康的生活方式，增强个人与家庭的预防保健意识，丰富基于人体自身的自我主动调整与干预手段。同时通过中小学生向家长及社会宣传灌输中医药知识，推进全民健康。

从社会层面来说，实践有助于促进我国中医药事业发展。学前教育、九年义务教育乃至高中教育对中医药教育的缺乏，严重影响了中医药人才的培养。积极开展基础教育阶段的中医药教育，弥补中医药教育在基础教育阶段的缺失，形成相对完整的中医药教育体系，有利于我国优秀传统文化的传承发展，符合中医药人才成长规律，是中医药人才培养的重要途径。

就学校层面来说，实践能推动学校特色发展。中小学与高校联合，以中医药文化课程为载体，实现资源优化应用，并通过科教研项目合作、教师培养培训等，拓宽了学校办学思路，增加办学资源，提升教师育人能力。同时，该项目的实施，也为成都医学院大学生提供了志愿者服务基地，充分发挥了大学生服务区域、服务社会的能力。

就大学生个人而言，实践能提升个人的综合素养。通过学习中医药文化课程，参加中医药专家进校园、传统保健体育活动、中医药经典诵读、中草药采摘与炮制等体验活动，对其进行知识传承、文化熏陶和技能提升等，可培育他们养成健康的生活方式和行为学习观，有效提升其综合文化素质。

二、医养健康文化体系

伴随我国老龄化进程的加快与"健康中国"战略的提出，医养服务及养老社区建设工作逐步开展，但普遍存在收费较高、缺少中医规范体系融入等问题。在老年群体开展健康文化推广实践时，以"中医经典＋医疗大数据＋专家智慧"多源信息模式构建老年医养健康文化知识体系，以期为形成科学完善的、临床指导价值突出的老年中医医养知识体系提供方法论。使老年中医医养工作有证据可循，以提高医护人员中医医养知识水平、增强中医手段运用的多样化，从而发挥中医优势促进老年健康工作的开展。

当代社会，全球"大健康"产业的迅速发展及中国社会老龄化进程的加速，老年人健康问题显得尤为重要，关注老年人的健康、做好老年疾病的防治结合工作已然成为缓解家庭乃至社会负担的重要课题。"健康中国"战略下老年医学的主要方向为预防为主、中西医并重、防治结合，此项工作的重点在于预防，需要动员社会力量参与老年人的日常护理、膳食调养、运动建议、心理疏导等养护工作中，将老年多发病拦截在"未病"时期，有助于提高老年人的生活质量及健康水平。中医手段以其"未病先防""辨证论治""简便效廉"等特点在当今老年医养模式中有很大的优势，中医医养模式的构建应顺应老年健康工作发展规律，而这一模式也离不开中医医养知识的支撑。下文提出并讨论了将中医经典古籍相关思想、老年慢病现代医疗大数据及专家经验智慧相结合形成完整的老年中医医养知识体系，是基于老年健康工作的循证研究，以期为广大研究者开展相关工作提供参考思路，为医养工作中更多中医手段的融入方式构建初步设想，以不断发展和完善老年健康管理。

（一）老年医养服务发展趋势

国外的老年健康管理工作较为完善，美国和日本的长期护理产业发展较早且逐年递增，且以预防为主，多重视网络和医疗科技的应用，不仅有专业人员提供健康照护，更有便捷方式加大老年健康知识宣传，此方式在解决社会老龄化问题上提供了有效手段；而对于具体疾病如老年痴呆的预防，美国进行了一系列健康教育和宣传工作；对老年精神病人加大开展护理之家、日间医院、老人院等，减少社会负担；对于慢性阻塞性肺疾病更是从非药物管理、社区管理、保健与护理方面多管齐下，鼓励以社区为主体、全科医生和专业护士参与的服务模式。

我国在老年健康管理上起步稍晚，不过也有相应试点工作，例如能够减少老人孤独感、提高老人生活质量、减少家属负担的医养结合养老区，能够为老年慢病患者提供个性化服务的居家医养模式等。但在具体过程中存在老年人对上述医养模式认可但对收费标准和个体需求不满意的问题，解决此问题的手段之一便要充分利用传统中医手段，这也是我国较国外养老工作的优势，显著案例如北京市社区卫生服务中心开展的中医慢病特色手段管理老年高血压患者，再如中医健康平台对老年高血压的监控，均体现了中医精细化、全方位动态管理的优势。但以上工作只是初步摸索，中医在老年医养模式中仍存在融入欠缺、指导病种单一的问题，尤其是缺乏完整的知识体系指导和专业的知识教育，导致其未能发挥应有优势。

（二）以多源信息构建健康文化体系

中医手段在老年医养中广泛运用的前提是需要提高医护人员的中医医养知识素养，并培养专业型人才，二者都离不开系统、完备的中医健康文化知识的指导，而以下四方面内容结合构建的中医健康文化知识体系具备客观与规范的突出优点，可以为临床相关医护人员提供准确、系统的中医知识指导与参考，方便临床工作者运用中医手段进行老年医养管理。

1. 中医古籍经典思想理论的权威性

著名中医学者邓铁涛教授曾指出"应研究典籍，使前人的宝贵理论与经验更好地为人民健康服务，并在实践中给予发展和充实"。中医古籍是中国人民几千年智慧和实践的结晶，是中国传统医学手段的传承，经过历史和临床的检验，具备极高的临床指导价值。在中医古籍中涉及许多现代老年慢病治疗和老年人养生的内容，论述详尽。中医古籍中的内容值得探究，汲取并分析其中老年慢病的相关思想，可以更好地促进相关理论知识体系形成。

2. 现代临床医疗大数据的客观性

中医是一门经验医学，离不开临床实践的验证。因此，构建医养体系还需要加入现代临床证据，保证中医经典理论与实际结合，随现代环境、生活规律、疾病等变化而与时俱进。其中，医疗大数据涵盖两方面内容：一方面是各级医院中运用中医手段治疗老年慢病和处理预后的病案，另一方面是已公开发表的临床病例。这均属于客观事实型数据，将这些数据进行整合后纳入，使医养体系中的内容与现代临床更契合，具备可操作性。举例来说，对《伤寒论》中炙甘草汤近四十年的临床研究文献进行收集整理，总结发现其现代临床多用于快/慢性心律失常、冠心病、心肌炎等的治疗，而在对炙甘草汤后世《温病条辨》变方临床资料的整理归纳中，发现变方现代临床应用扩展到了老年帕金森病等神经系统疾病，这是单纯从理论研究挖掘不出的临床价值，因此，中医完整医养体系的构建需要由临床客观大数据进行充实，保证体系的客观性与实践性。

3. 中医专家经验与智慧的不可替代性

名老中医既有扎实的中医理论基础，又具备个人独特的临床辨证思路，是国家宝贵的人才资源，其临床经验具有个性与共性相统一的特点，因此中医医养体系在经典理论结合临床实践的基础上，加入名老中医经验和意见建议，整个体系将更完整、更具备参考价值。

4. 利用多源知识体系指导医养服务

基于以上优势，由中医专业人士进行采集、整理、循证挖掘与分析之后，可以形成包含中医保健与养生、中医治疗及中医疾病预后等在内的一系列老年医养知识理论，以数据量大、更为客观的医疗大数据主体，在此基础上添加中医经典相关内容，并以名老中医经验作为参考补充，形成针对老年人的医养知识体系。

以心律失常为例，首先，中医经典《黄帝内经》指出恐惧和思虑太过会耗损心神；其次，对现代医疗文献大数据的整理显示治疗心律失常的最常用方剂为炙甘草汤；再次，对邓铁涛、李今庸等国医大师的经验总结发现，心律失常处方应用较多的是补益类及活血类药物，并且有显著的地域特点。因此，相关医养知识信息便可初步概括为：临床辨证为气血阴阳两虚的心律失常患者，可以考虑运用炙甘草汤作为基本方治疗，并根据患者具体表现，如伴随胸痛、唇舌紫黯要加入活血药物，而对于身处北方的患者可能需要考虑补充温阳药物，该病的养生与预后在情志方面尤为必要，嘱其避免思虑过多与情绪刺激，维持情绪稳定。相关医养知识信息建立后，以多种形式宣传，可以在临床中指导医护人员开展实践，也可以通过网络平台宣传给患者及家属，方便其了解疾病养护内容，进而能广泛、规范地给老年医养工作以指导，将中医医养概念融入老年健康管理工作中。

（三）老年医养健康文化体系的现实意义

发挥老年中医医养健康文化体系的临床参考与指导作用，有助于临床医护人员系统、规范地开展老年健康中医管理工作，增加中医手段的运用，从而进一步缓解卫生资源不均、费用较高、个体化需求欠缺及中医专业理论不足等问题，极具现实意义。

1. 促进卫生资源优化

一直以来，我国医疗卫生事业不断进行着改革，但仍需进一步完善，城乡卫生资源仍分配不均，公立医院和专家资源多在大城市聚集，做好医疗信息建设及宣传是缓解这一问题的措施之一。而将上述知识体系内容进行有效宣传，加强其指导作用，不仅可以为乡镇卫生院、村卫生室及社区医院等基层医疗机构医护人员提供中医临床医养知识参考，还可以指导现阶段卫生资源较缺乏地区的老年人进行一系列自我健康管理，在日常生活中运用上述中医知识内容进行养生工作，促进卫生信息资源在基层发挥作用。

2. 满足老年人的个体需求

中医讲求"因人制宜、因时制宜、因地制宜"，"辨证论治"是中医的治疗大原则，这就决定了相较于西医而言，中医更注重个体的异质性。同样是患有糖尿病的老年人，每个人因先天体质、后天生活规律、性格、经历等不同，导致可能会有肺肾阴虚型或脾肾阴亏型，再或者是胃热炽盛型、肾精亏虚型等不同中医证型。当面对老年慢病患者，临床医师可根据中医医养知识内容，基于每个人不同的证型进行参照与思考并给予针对性治疗、预后及养护措施，更能满足老年人的个体化需求。

3. 规范老年慢病中医健康文化理论

老年人对养生健康文化等相关的信息具有极大的兴趣和关注度，但是现阶段大众对于中医健康养生理论的获得多停留在电视节目、媒体宣传的不同医家的个人观点和思想上，缺乏统一完整的理论体系。中医思想具有"见仁见智"的特点，不同医家表达出的不同理解，难免会造成大众理解的困难，并且现在市场也确实存在着很多不良商家借中医名号虚假宣传的现象，中医养生缺乏规范的理论基础，因此构建老年医养健康文化体系，制定老年慢病的医养结合服务指导和参考，对于老年慢病中医健康文化理论规范和完善，剔除虚假信息，保障老年人的健康权益，也是一项有价值的工作。

4. 缓解费用较高问题

中医传统治疗手段较西医治疗成本低廉，尤其在养生环节中，例如一些药膳、代茶饮等在日常生活中就可融入，而诸如穴位按摩、运动疗法等甚至不涉及医疗工具的费用。将中医医养知识体系广泛宣传于养老社区中，可以提高医护人员对中医手段运用的意识，而随着中医手段运用的增多，便能够在常规老年人健康管理工作基础上减少成本的支出，缓解养老社区费用高的问题，能更好地减轻老年人的心理压力及社会经济负担。

总的来说，以"中医经典＋医疗大数据＋专家智慧"的多源信息模式构建老年医养健康文化知识体系，是一项基于循证医学手段开展的研究。希望后续工作中通过健康文化宣传为临床老年医养服务人员进行系统有效的指导，培养其中医意识及中医思维，以提供更多的中医手段作为临床参考，以期为未来老年健康事业带来新思路和新方法。

三、健康文化区域辐射

健康文化需要从政府、社会、个人（家庭）三个层面协同传播，通过普及健康知识、参与健康行动、提供健康服务实现促进全民健康的目标，助推健康文化在的区域辐射作用。健康文化在某一区域内的广泛宣传，其中涉及很多健康知识、信息情报，都与医学院校图书馆资源与职能密切相关。因此，利用区域内医学院校图书馆优势，发布健康知识和健康信息、协助健全健康教育体系、加大健康科学知识宣传力度等，可以拓展图书馆社会服务与信息情报职能，使得医学院校图书馆在"健康中国"战略中能够发挥更积极的作用，实现机构联动与校地合作，促进区域卫生事业发展。

（一）医学院校图书馆优势

医学院校专业性强，其专业与生命健康息息相关，医学院校图书馆在健康信息情报建设与健康文化推广中可以发挥多方面优势条件。硬件方面，医学院校图书馆的医学相关馆藏资源及电子资源丰富，获取途径多样且严谨，资源的可信度和权威性更高。

软件方面，目前国内高校图书馆，尤其是医学院校图书馆对学科馆员的吸纳越来越重视，而"学科馆员"会利用自身的专业优势与图书馆服务相结合，为用户针对性地、评判性地提供文献信息服务，从而增强了图书馆收集、处理及评价医学信息的专业性，为健康信息输出与宣传提供了质量保证。合作方面，医学院校图书馆与高校本部各院系、附属医院及区域卫生机构合作往来密切，有利于专业人才队伍的组织，促进区域健康教育与健康文化推广活动顺利开展。

（二）国内外医学图书馆健康信息建设

国外发达国家的医学公共图书馆、医学高校图书馆在健康信息情报方面的服务已较为成熟，基本上涵盖了健康信息宣传、健康数据库建设及纸质资源获取三个方面。针对健康信息宣传工作，美国、澳大利亚、新西兰等国家医学院校图书馆面向社会普通公众开展健康信息资源公益性服务，其中包括在移动软件、社交网络平台等支持下提供公益性的临床决策支持、患者教育及预防医学等信息。

在数据库建设方面，国外医学院校图书馆充分发挥了其具有医学专业背景的学科馆员的作用，例如英国医疗卫生图书馆学科馆员通过全面搜集和整理医疗卫生领域的各种信息资源，建立临床知识体系、医学研究信息、卫生保健数据等，为本国医疗领域从业人员提供个性化知识推送服务；而巴黎第五大学医学图书馆更是与国家卫生部门合作，向公共卫生数据库提供医学数据支持；美国得克萨斯大学 Moody 医学图书馆专门建立了生命健康信息支持中心，为本地区的医学信息资源共享做出贡献。

在公众纸质资源获取服务上，美国、英国、澳大利亚等国家的医学院校图书馆对本馆的健康信息资源均面向社会提供了各种形式的阅览与外借服务，剑桥大学医学图书馆为剑桥地区的医学卫生工作人员提供了馆藏借阅服务；而梅奥医学院、东京大学、杜克大学等医学图书馆也为本地区公众提供馆内阅览服务。

从以上措施可以看出国外医学图书馆在公众健康信息服务方面较国内领先许多，而且通常以医学院校所在地为中心，对周边地区起到了很好的健康理念、健康信息辐射与带动作用。国内目前也有类似信息服务，但涉及专业健康信息情报服务的内容较少，且多以数据库平台形式为主，例如北京大学图书馆建设了开放研究数据平台，提倡科研数据共享，平台涉及北京社会经济发展调研信息、中国家庭追踪调查信息以及中国老年健康影响因素调查，清华大学图书馆也建立了中国经济社会数据中心等，为地区发展提供了情报助力，带来良好的社会效益。

（三）健康文化区域辐射的意义

一方面，发挥区域内的健康文化辐射功能，可以丰富健康信息情报领域知识，突出区域带动辐射作用，对所在区域内的附属卫生医疗机构、社区、基层卫生机构等均有推动作用，辅助当地的卫生产业发展。并且在实践工作中，健康文化的区域辐射可以联动区域内其他卫生、文化机构，为健康文化的校地联盟模式构建奠定了很好的实践基础。

另一方面，发挥医学院校图书馆的区域健康文化宣传带动作用，在促进学校内部学科建设发展的同时形成覆盖周边的健康信息辐射圈，利用医学院校图书馆自身资源优势联合并带动区域内其他机构、社区、基层，能够实现资源的共享与优化配置，促进区域内卫生健康资源服务均等化。这一研究理念是"健康中国"战略的外延，符合国家倡导的合作共赢发展，较既往医学、健康、卫生服务工作经济成本投入小，能扩大资源与人才的利用，带来经济社会效益。

（四）区域辐射实施框架

区域辐射构建有两个关键要素：一是健康文化信息情报资源，即团队需要根据区域需求进行相关健康信息情报的收集与处理，满足不同人群个性定制的输出信息；二是确定健康文化辐射人群，开展线上、线下健康信息宣传与健康教育活动开展，再到后期满意度调研，始终围绕"人"进行，并根据受众人群的不同需求与反映不断调整完善实践方式与实践内容。

健康文化区域辐射以健康信息情报为基础，以线上、线下多种辐射方式为依托，以项目团队及合作机构专业人员为保障，以校地联盟模式促进健康信息资源区域共享为主线，以区域内社区民众、基层卫生机构、附属机构为核心。以上共同形成互联互通、贯穿上下的"高校—附属机构—社区—基层卫生机构—其他相关机构"的全区域健康文化区域辐射体系。总体框架包括四个层次。一是基础设施层：健康文化。二是基础支撑层：校地合作联盟。三是应用服务层：健康信息区域辐射实践方式。四是门户展现层：对不同受众群体的个性化健康信息输出。健康文化区域辐射的总体框架如图 4-2 所示。

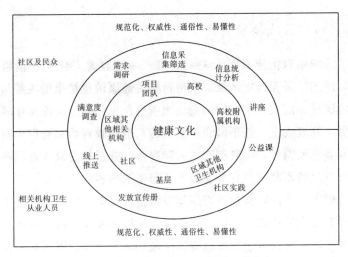

图 4-2　健康文化区域辐射的总体框架

在健康文化区域辐射实践中，应该重点关注校地合作联盟医学健康信息资源共享，高校资源配置下沉与优化分布等问题，打造区域健康资源共同体，促进区域内"高校—附属机构—区域内其他机构—基层（社区）—民众"联动。

（五）健康文化区域辐射实施建议

在开展健康文化区域辐射中，要重视健康文化信息整合的规范化与个性化输出。区域辐射中涉及的健康文化信息情报不仅需要单纯地收集发布，更依赖于专业医学及健康管理人员对健康信息的筛选与规范，并根据自身医学专业背景融入观点、见解，在面向不同受众时选择不同的信息宣传方式与表达方式，传播不同的信息内容与侧重点。

1. 依靠专业优势整合健康信息情报资源

利用区域内的医学图书馆资源及合作机构资源，收集符合法律和伦理的健康信息情报，按照区域信息需求通过专业学科馆员以医学情报分类（如老年疾病类、儿科疾病类、慢性病类、传染病类等）进行筛选、分析、统计处理，确保健康信息规范化、权威性与通俗易懂相结合。组建线上交流群，根据从业人员需求及专业定期推送前沿医学信息情报，经过整合的循证医学资源，保证信息权威性、规范性、时效性，辅助临床工作。

2. 利用线上线下手段实现健康信息区域宣传

在实践中，通过新媒体手段与发放宣传资料的方式进行区域传播，面向全区域普及医学健康卫生信息；以讲座、公益课、社区活动等多种方式实现健康信息共享；团队成员或联合附属医院、区域其他卫生机构专业人员组建专业的讲座团队，按需举办健康信息讲座，录制健康教育公益课，组织社区讨论或实践活动，实现健康信息资源的基层下沉与共享。

3. 充分了解区域内民众健康文化需求

通过走访调研的方式，发放调查问卷采集辐射区域内社区及普通民众的健康信息与教育需求，根据需求量大、反应迫切的项目类别进行后期资源整合与分享。通过机构走访、调研方式采集区域内基层卫生机构或其他医学卫生部门从业人员的健康需求，在原有校内及附属医院学科服务的基础上扩展服务范围，增加服务内容，并针对经典案例进行经验分析总结，实现从"个性－普及"的覆盖，带动区域卫生健康产业发展。民众对于健康文化信息的需求可能比较分散，因此在制定健康文化信息情报区域辐射内容，尤其涉及定期的讲座、宣传册的发放等线下活动时，较难统一主题，因此在有限时间内一方面要按照需求量决定线下内容；另一方面要充分利用好线上平台，及时更新信息，解决问题。对于健康文化讲座及公益课的组织协调，在具体实践中可能不容易把握。例如其中涉及时间、场地的协调安排，还有参加人数是否符合预期，是否录制现场视频上传平台，活动内容是否全

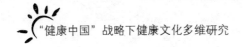

否全部公开等，都是不可控的变量。因此，在实际中会采用"试点→推广"的方式方法，先以部分社区、机构试点，再区域推广，有利于总结经验教训，完善实践方法。

四、医院健康文化促进

现代医护人员在日常医护工作以外，部分还要承担科研甚至教学任务，这三重任务使他们承担了更多的压力与责任，生活与工作的双重压力之下产生健康问题的概率极高，特别是心理健康问题。当代社会，公共卫生形势严峻，医疗卫生从业人员的作用不容忽视，对医院科研人员健康促进与健康文化宣传策略进行研究也十分必要。因此，医院图书馆作为文献资源的中心，也是科研人员工作环境中具有休闲放松功能的重要场所，更是可以实施阅读心理疗法的主要场所，理应发挥其独特的优势促进科研人员的健康。医院图书馆可以通过拓展与完善其功能，创造舒适而人性化的阅读环境，引入星级宾馆的服务理念，提供主动性的专业信息服务等，图书馆通过对馆舍空间、人员、服务等方面进行协调统筹，可以完善阅读环境、丰富馆藏资源、转换服务模式、创新图书馆学术服务等，发挥阅读空间、读者服务、信息服务等方面的独特优势，完善图书馆现有服务，积极改进与创新促进医学科研人员健康的措施，提升医院图书馆的综合服务水平与价值，发挥医院宣传健康文化的功能。

（一）促进医学科研人员心理健康的必要性

当前正值医疗卫生体制的改革期，患者与社会对医疗服务质量的高期望使医患关系日益紧张，医学科研人员需要经常面对、处理复杂的医患关系。而诊疗、教学、科研三大重任又与他们的考核、晋升、待遇紧密相关，使他们不得不极力平衡协调各项任务。加上科研人员生活中也会遇到各种问题，这些人际、工作、教研、生活等内外部的因素让医学科研人员长期处于高水平的心理应激状态，容易出现疲劳、紧张、焦躁、抑郁、情绪不稳定等不良状况。一旦产生了心理问题就会削弱科研人员工作的内在动机和热情，造成情绪焦躁、情绪耗竭及工作懈怠等不良后果，对科研人员身体健康、医护工作、科研工作、教学任务等方面带来不可估量的负面影响。如果医院任由医学科研人员的不良心理状态发展，不加以预防或干预就会影响医院学科人才队伍的建设，甚至危及医院的生存与发展。

因此，医院必须重视科研人员的心理健康，并采取必要的措施促进其心理健康，提前预防心理问题的发生。通过这些方式可以帮助构建和谐的医患关系，创造良好医疗环境，促使科研人员创造更多的科研与教学成果，促进医院的可持续发展。医院图书馆在促进医学科研人员心理健康方面有着独特的环境、资源优势，同时，促进医学科研人员的心理健康，也应该是图书馆在新时期履行服务功能、教育功能的责职所在。通过营造舒适环境，提供优质服务，让科研人员拥有休闲放松的场所，感受到温暖与关怀，减轻医学科研压力等。通过不断创新促进科研人员心理健康的方法达到促进科研人员心理健康的目的。

（二）图书馆促进心理健康的方法

1. 营造良好的阅读环境

医学科研人员长期在严肃正式的环境中从事忙碌、紧张的工作，如果医院图书馆能够提供一个较为休闲的阅读环境，让其置身在一个与工作环境迥然的舒适环境中，身心就容易得到极大放松，进而缓解工作带来的心理焦虑、压力、疲惫等。营造良好的医院图书馆阅读环境，可以从多个方面进行改造。一是空间设计改造。医院图书馆的读者不同于其他类型图书馆，大量读者的集中进馆阅读较少。为了避免读者的相互影响，可以设置阅读隔间，并放置风格较温馨的家具，提高阅读空间的隐私性与休闲性，为他们提供一个相对独立而安静的阅读减压空间，提升医学科研人员的阅读体验。二是调整阅读照明效果。可以将天花板灯光照明调整为适合阅读的柔光，并可定向为书架和书桌照明。通过在书架上安装 LED 灯带，增强局部照明效果；在阅读桌上安置台灯或是阅读隔间内安置落地灯，让人可感受到如置身家庭书房的舒适。三是利用颜色的心理效应巧妙布置阅读环境色。以白色、蓝色等偏淡冷色系为主调，可以帮助人镇静、放松心情。这些颜色的心理效应可以用墙体颜色配合蓝色灯光等实现。四是设置水吧等休闲区域，提供茶叶、咖啡、饮料等，再辅以点心蛋糕等简单食品，使读者享受更加齐全的功能服务。五是增设音乐播放。在阅读隔间放置播放设备，读者通过耳机边听边阅读，可以有效地舒缓情绪，达到既不影响他人又能愉悦身心的效果。

2. 提供丰富的阅读选择

医院图书馆以专业的医学类书籍与期刊为主，休闲类阅读图书往往较欠缺。当医学科研人员需要通过阅读来舒缓情绪，专业类图书往往并不能满足这一需求，而非专业图书往往更能发挥阅读疗法的心理效果。如果要达到通过阅读促进心理健康的目的，就需要适当突破定势的馆藏结构，在非专业性图书的筛选与采购方面提高关注度，适当使用读者荐书模式。采购包括幽默、漫画、文学小说、居家生活等类别的图书，让读者在此获得轻松的阅读体验；订购文学、数码、旅游、军事、科普等类别的期刊，让读者能够通过这些快阅读排遣科研压力。同时，有条件的医院图书馆可以充分利用电子阅览室进行阅读推广，让读者通过电脑阅读馆内外资料，让读者可以自由选择图文、声音、视频等阅读方式，定期推荐或放映有助于促进心理健康的电影或电视剧。利用新媒体的优势，开通医院图书馆的微博、微信平台等，鼓励读者关注并参与平台活动，在平台上发布新书推荐、书评交流等活动，让医学科研人员在生活中也能随时感受图书馆带来的轻松与舒适。

3. 创新阅读服务模式

医学科研人员进馆阅读往往是在忙完诊疗、教研任务之后，此时常常比较疲惫，希望能接受温暖而细致的服务。同时，医学科研人员在医院时常常处于较为严肃、压抑、紧张、嘈杂的氛围，工作之外需要感受不同的环境氛围、人际关系与情绪交流。但现代图书馆往往以自助服务为主，这种形式虽然体现了读者自由的理念，但在人文关怀方面相对欠缺。如果医院图书馆在阅读服务方面能进行创新，借鉴医院提倡的对患者的人文关怀，就可以使到馆的科研人员能感受到宾至如归、身心愉悦，感受在工作环境中难以体验到的热情与轻松。图书馆的工作人员可借鉴五星宾馆的服务理念，进行礼仪培训，统一着装，视读者为上宾，热情服务读者。例如主动提供茶水糕点服务，协助读者寻找相应的期刊书籍，帮助读者解答借阅中的疑难，给予使用指导，适当的互动交流等。图书馆可以利用场地和资料的优势，定期举办读书会、书友会，以书为桥梁，拉近与科研人员的距离，为他们的业余生活提供新的选择，体现服务中的人文关怀。在人力资源的问题上，可以参考高校图书馆的做法，设置勤工助学岗位，利用在校大学生、见习生等解决人员紧缺的问题。

4. 提供优质的科研服务

医学科研人员需要花费大量时间进行科研文献查询与总结。如果查询方式不当、效率不高，不但费时费力，也会增加科研人员的心理焦虑。现在的文献查询主要使用数据库，因此提供便捷的远程查询与本地镜像服务十分必要。工作人员的科研服务也需要变被动为主动，即主动为医学科研人员推送最新的医学知识，包括医学前沿、新诊疗规范等。这就需要图书馆培养专业的医学信息服务人才，并具备翻译最新外文资料的能力。医院图书馆可以将这些最新动态信息编辑成学习手册，定期发放给医学科人员。图书馆应开展科技查新、查收查引等服务，避免医学科研人员在课题申报准备、成果证明等方面浪费过多时间，有效防止重复研究，提高科研成果的创新性与针对性。通过优质的科研服务，让科研人员一定程度上减轻科研的前期准备工作量，为减少他们的科研压力与焦虑提供力所能及的帮助。

医院图书馆作为特殊的图书馆类型，不仅是提供单一阅读服务和文化宣传的阵地，也应该是医院健康文化宣传的重要基地。医院图书馆可以充分发挥自身作用，从环境、服务、人文等方面潜移默化地促进医学科研人员的身心健康。因此，应该不断创新医院图书馆的服务理念与方式，与时俱进地发掘图书馆在健康文化促进方面的优势，促进医学科研人员健康，增强医学科研人员的工作与科研热情，进一步拓展图书馆的功能内涵，凸显图书馆在医院中不可替代的价值。

第五节　健康文化发展趋势

一、健康文化推广策略的多指标决策

健康文化推广策略通过实践检验会不断完善，其推广策略也会呈现多样化、层次化等特点，未来可能会出现多种推广方式并存，出现健康文化推广的不确定信息多指标决策问题，需要管理者进行决策选择。因此，可以借鉴多指标决策方法，为健康文化策略的选择提供客观的判断依据。多指标决策也称有限方案多目

标决策，是在考虑多个指标或属性的情况下，帮助决策者选择最佳备选方案或对备选方案优先级进行排序。在现实的多指标决策问题中，决策信息的类型是多种多样的，总体上来说，可以分为两大类：一类是决策信息是完全确定的；另一类是决策信息是不确定的，如指标权重信息、指标值信息、方案偏好信息部分已知、部分未知或者全部未知。这种不确定信息普遍存在于主观判断和客观测量中，建立和完善不确定信息的多指标决策理论与方法，不但具有理论价值，而且具有广阔的应用前景。因此，以下主要对现有的不确定信息的多指标决策方法的研究成果进行简要分析与归类，为健康文化未来的推广决策方法提出借鉴参考和展望。

（一）区间数多指标决策问题的累计综合评价值法

在很多决策实践中，评价指标权重信息及评价指标值信息并非完全透明，决策者只掌握部分有效信息，也就是评价指标权重信息和评价指标值信息均为区间数多指标决策问题的决策是比较困难的。区间数多指标决策问题的累计综合评价值法充分考虑指标权重及指标值为区间数中的值的信息，借助确定型多指标决策的线性加权和法，利用积分原理，进行区间数多指标决策问题的累计综合评价值法。此方法可以通过对健康文化推广各个关键要素的规范化决策矩阵、计算各方案的累计综合评价值、排列各方案综合评价值的优劣次序三个步骤来实现。这种方法在实践中可行性强、计算简单、直观，是一种较好的多指标区间决策问题的决策方法。

（二）区间数多指标决策问题的灰色关联分析法

该方法通过引进区间数向量范数，对区间数多指标决策问题的决策矩阵进行规范化处理，再利用区间数乘法运算，将区间数多指标决策问题转化成指标取值为区间数的多指标决策问题，在此基础上进行区间数多指标决策问题的灰色关联分析法。

该方法简单实用，所需信息少，既适用于区间数多指标决策问题，又适用于指标取值为区间数的多指标决策问题，以及权重为区间数的多指标决策问题，甚至适用于部分指标取值为区间数、部分指标取值为确定值的混合多指标决策问题，具有广泛的适用性。

（三）基于灰理论的不确定信息多指标决策方法

多指标决策问题各指标信息常常属灰色信息，特别是定性指标信息，加之各指标间的关系不相互独立，而是呈一定程度的不明确的灰色关系，因此，多指标决策问题本质上常常是一个灰色多指标决策问题。有关灰色多指标决策的研究成果主要有多指标决策的灰关联逼近理想点法，针对多指标决策问题的特点及其灰性，以灰关联分析理论为基础，借助于逼近理想点法的思想、原理，利用灰关联度给出了衡量各方案接近理想方案的相对接近度的简捷度量式，提出了多指标决策的灰色关联逼近理想点法。灰关联分析是以灰关联度分析系统中各因素间关联程度的一种方法。灰关联分析是在各因素特征指标为同向指标，即极性一致的指标基础上进行的。该方法原理清晰，能充分利用决策信息，简单实用。

（四）灰色模糊关系法及双基点法

该方法针对方案指标评估值为区间灰数的风险决策问题，将灰色系统理论的思想和方法与经典风险决策方法相融合，对风险型决策问题指标权重完全未知的且指标值为区间灰数的情况进行探讨。处理灰色多指标风险型决策问题的基本思想是将其转化为灰色多指标无风险决策问题，即以期望收益代替不同自然状态的收益，将几张灰色风险型决策表合并为一张灰色多指标决策表，再利用灰色多指标决策的处理方法和技巧进行决策。在灰色模糊关系算法中，基本思想是最优方案的效益期望值较高而不确定性（即灰性）较小，利用信息熵确定的指标权重使决策方法更符合客观要求。双基点法体现了灰色系统理论以数找数的基本思想，通过以灰色决策矩阵的理想点及负理想点为基准来决定各方案的优劣，在一定程度上解决了单方面基于理想点或负理想点进行决策时未能充分利用已知信息所产生的偏差，让决策更贴近于实际。

（五）基于模糊数学的不确定信息多指标决策方法

健康文化推广策略如果受到决策者个人的偏好影响，其判断就会具有固有模糊性，因此用一个固定的权重值是难以反映实际的。而属性值也是具有不确定性，由于某些属性（如政治社会效益、文化环境影响等）本身是非量化指标，再加之人的主观判断，信息的不完全，因此也具有模糊性。用模糊数学的方法来研究这类问题是比较有效的途径。一是 Fuzzy 多属性决策模型：设候选方案集为 $S = \{S_1, S_2, \cdots, S_m\}$，属性指标集为 $P = \{P_1, P_2, \cdots, P_n\}$。第 k 个属性指标的权重 Wk 为论域 $[0, l]$ 上的模糊数，第 i 个候选方案的第 j 个属性值为模糊数 a_{ij}。则候选方案 S_i 可用模糊向量 $\{a_{i1}, \cdots, a_{ij}, \cdots, a_{ip}\}$ 表示。然后定义模糊决策矩阵，最后将各方案进行优劣排序。该模型可同时处理属性权重的模糊性及各方案属性值的模糊性，使得决策模型更加符合实际。二是基于理想点的三角模糊数多指标决策法。该方法给出了有关三角模糊数的运算；定义了三角模糊数距离、理想方案、接近度等概念，然后引入理想点的思想，提出了基于理想点的三角模糊数多指标决策方法，该方法简单实用，需要的信息少，容易借助计算机等工具实现。三是基于期望值的模糊多属性决策法：该方法研究了属性值以及决策者对方案的偏好信息均以三角模糊数形式给出的模糊多属性决策问题。定义了期望值决策矩阵的概念，对于权重信息完全未知或只有部分权重信息的情形，给出了一种基于期望值的模糊多属性决策方法。该方法的特点是既能充分利用现有的模糊客观信息，又能尽可能满足决策者的主观愿望。

二、健康文化研究展望

未来健康文化必将呈现多元化发展趋势，《"健康中国2030"规划纲要》中的指导思想强调了推进"健康中国"的思想核心，明确了"健康中国"建设必须高举中国特色社会主义伟大旗帜，突出以人民为中心的发展思想，这些理念可以为将来健康文化的研究提供正确的思想指引。

在"健康中国"建设中，正确的卫生与健康工作方针是基本导向，"健康中国"建设应该树立和贯彻新发展理念，始终围绕提高人民健康水平这一核心，以体制机制改革创新为动力，以普及健康生活、优化健康服务、完善健康保障、建设健康环境、发展健康产业为重点，将健康理念融入社会生活大环境中，营造全方位、全周期的健康保障氛围，把大力提高人民健康水平作为重要事业。积极推进全民健康公平共享、健康文化高度普及，为实现"两个一百年"奋斗目标和中华民族伟大复兴的中国梦提供坚实健康基础。在建设原则中需要坚持以下几个方面：一是坚持健康优先，将促进健康的理念融入公共政策制定实施的全过程，实现健康与经济社会良性协调发展。健康优先是建设的首要原则，确定了"健康中国"建设的基调。二是鼓励改革创新，改革创新这一原则为"健康中国"建设提供了持续动力，创新引领发展让"健康中国"建设能不断焕发活力。三是提倡科学发展，科学发展能为"健康中国"建设指明正确方向，有利于"健康中国"建设中充分把握时代性与科学性的关系。四是强调公平公正，公平公正原则保证了"健康中国"建设成果的共享性，使全民健康的公共性与平等性得到保障。[①]

健康文化的持续发展与普及，有利于丰富社会主义文化内涵，通过健康文化对传播可以将健康理念融入大众生活环境，促进全民健康意识的形成，对推进"健康中国"战略和提高全民健康水平具有重要的现实意义。同时，探索健康文化建设与推广将成为健康文化未来发展的重要方向，预计未来健康文化的研究将集中在以下方面：

一是深化健康文化的场所宣传。场所宣传的优势在于能够让公众真切感受到文化宣传氛围，通过实体的宣传场所，让公众提升文化参与感。有效发挥社区、企业、学校、机关事业单位、公园等场所已有的文化设施优势，整合现有实物文化资源，把健康文化与社区文化、校园文化、企业文化等进行结合，在公众场所、生活场所、学习场所体现健康文化形象，让公众感受看得见的健康文化氛围。

二是重视群众健康文化需求分析，就如何提高群众参与健康文化建设进行研究，可以采取不同的社会调查方式，如问卷调查、访谈、小组讨论等，深入了解不同群体如社区居民、学校师生、企事业单位职工及流动人口、居家老人等对卫生保健、居家养老等不同的健康文化需求，收集调查材料进行需求分析。针对不同群体对健康文化的需求开展针对性的建设方案。[②]

---

① 《中共中央　国务院印发〈"健康中国 2030"规划纲要〉》，2016－10－25 [2021－06－12]. http://www.gov.cn/zhengce/2016－10/25/content_5124174.htm。

② 张成：《健康文化建设模型构建及其实证研究》，成都中医药大学，2018 年，第 49 页。

　　三是强化健康文化的舆论导向。加强健康舆论宣传充分认识到健康舆论宣传是重要的卫生资源，更是推进全民大健康、构建健康文化的战略举措。第一，充分利用各种新闻媒介、互联网等舆论工具，有组织、有计划、有目的地开展多角度、多层次、全方位宣传和舆论，营造良好的健康文化学习氛围；第二，鼓励健康文化创作，鼓励政府相关部门、社会机构、民众制作出包括健康文学、健康文艺、健康电影、健康电视剧等群众喜闻乐见的健康文艺作品，让健康文化广泛传播；第三，大力开展基层宣传教育活动，以社区或乡村为基本单位，开展健康讲座、健康知识问答竞赛，张贴或发放健康知识宣传资料，组织多种形式的健康文化文娱活动，使健康文化贴近大众、深入人心。

　　四是探索健康文化产业培育。以大健康理论为指导思想，大力发展健康文化产业，一方面在政策方面提供支撑，吸引社会资源倾斜，大力推动文化产业发展；另一方面鼓励文化产业创新，提供多元化服务，全方位保障人民群众健康，推动健康文化建设不断向前推进。目前各地疗养及护理产业发展蓬勃，各种医养元素普遍传播，不断促进健康管理和慢性病康复，疗养观念在健康管理中的作用逐渐深入人心，加大疗养健康管理的发展是促进健康文化建设的有效途径之一。

　　总之，构建符合新时期社会文化特点的健康文化，既是落实文化自信、文化强国的有力举措，也是提高我国人口健康水平的内在要求，符合社会发展的根本目标。先进文化既是综合国力的重要组成部分，也是建设社会主义文化强国奋斗目标的重要元素。未来健康文化发展，应该既符合中华优秀传统文化传承体系的要求，也包含推动中华文化持续输出的追求。健康文化的蓬勃发展，将带给大众健康丰富的文化生活、满足人民精神文化需求，为"健康中国"建设目标搭起从蓝图到现实的文化基石。

结　语

　　健康是促进人的全面发展的必然要求，是经济社会发展的基础条件。实现国民健康长寿，是国家富强、民族振兴的重要标志，也是全国各族人民的共同愿望。[①]

　　党和国家历来高度重视人民健康。新中国成立以来特别是改革开放以来，我国健康领域改革发展取得显著成就，城乡环境面貌明显改善，全民健身运动蓬勃发展，医疗卫生服务体系日益健全，人民健康水平和身体素质持续提高。[②]

　　与此同时，社会的发展也给维护和促进健康带来一系列新的挑战，工业化、城镇化、人口老龄化、新型疾病传播、生态环境及生活方式变化等，导致社会健康服务供给与人民健康需求之间的矛盾仍然存在，健康领域发展与经济社会发展依然不平衡，仍是现代社会亟须解决的重点问题。

　　习近平总书记提出"没有全民健康，就没有全面小康"，健康文化对促进"健康中国"来说意义深远。健康文化建设是推动我国精神文明建设的重要内容，也是我国实现全民健康、"健康中国"战略的重要抓手。本书从"健康中国"视角出发，梳理古今中外健康文化理论，从多维角度进行健康文化研究，探索现代社会背景下的健康文化推广，构建健康文化的 7S 模型，从创新

---

　　① 《中共中央　国务院印发〈"健康中国 2030"规划纲要〉》，2016－10－25 [2021－06－12]. http://www.gov.cn/zhengce/2016－10/25/content_5124174.htm。

　　② 《中共中央　国务院印发〈"健康中国 2030"规划纲要〉》，2016－10－25 [2021－06－12]. http://www.gov.cn/zhengce/2016－10/25/content_5124174.htm。

视角基础上进行健康文化研究与展望，并介绍了四种健康文化推广实践方法，对描绘"健康中国"的蓝图，实现健康中国梦有着积极的现实意义。基于"健康中国"战略背景，本书虽然对健康文化创新提出了一些研究成果，但是在研究过程中，也发现健康文化建设研究领域仍然存在较大的空白，健康文化理论仍有很多值得探讨和深入研究的地方。希望本书的理论构想可为今后涉及健康文化基础理论、路径探索、模型构建、文化创新等方面的相关研究提供借鉴参考，为将来健康文化推广助力。

参考文献

艾亚婷，彭锦，方锐，等，2016. 中医健康管理平台在老年社区原发性高血压辨证施护中的应用［J］. 中西医结合心脑血管病杂志，14（1）：66－68.

陈华，金阳，2013. 香疗在中医临床的应用［J］. 湖北中医杂志，35（2）：42－43.

陈江风，2014. 中国文化概论［M］. 3 版. 南京：南京大学出版社.

陈奕雯，陈华，许爱萍，2014. 中药香囊挥发油对呼吸道合胞病毒抑制作用研究［J］. 北方药学，11（7）：74－75.

崔嵩泽，姜丽霞，2021. 校园文创产品设计的现状与创新性分析［J］. 商展经济（8）：74－76.

戴付敏，2016. 河南省老年慢性病患者医疗康复养老一体化服务供需现状与改进对策［D］. 开封：河南大学.

党倩，2018. 健康文化传播的形式及内容探究［J］. 新闻研究导刊，9（13）：118.

邓天杰，2012. 中国文化概论［M］. 北京：北京师范大学出版社.

郭秀英，2010. 预测决策的理论与方法［M］. 北京：化学工业出版社.

国家卫生和计划生育委员会，2017.《"健康中国 2030"规划纲要》辅导读本［M］. 北京：人民卫生出版社.

何建成，2016. 中医学基础［M］. 2 版. 北京：人民卫生出版社.

何清湖，司银楚，2018. 中医与中国传统文化［M］. 北京：人民卫生出版社.

黄钢，2020. 中国城市健康生活报告（2020）［M］. 北京：社会科学文献出版社.

雷楚越，谈大军，2018. 美国国立医学图书馆健康信息服务案例分析［J］. 图书馆杂志，37（1）：101－107.

李长宁，李杰，2019. 新媒体健康传播［M］. 北京：中国协和医科大学出版社.

李鲁，施榕，2008. 社区预防医学［M］. 北京：人民卫生出版社.

林殷，陈可冀，2017. 儒家文化与中医学［M］. 北京：中国中医药出版社.

刘妮波，王春峰，郝彧，等，2015. 国外医学院校图书馆公益性服务现状研究［J］. 高校图书馆工作（2）：68－71.

刘维娥，2014. 高校校园文化论［M］. 北京：中国书籍出版社.

柳宝军，2018. 新时代党的建设理论的重大创新与发展——党的十八大报告和十九大报告关于党的建设的文本比较研究［J］. 中共福建省委党校学报（2）：39－45.

陆一鸣，朱泽善，2015. 基层健康教育与健康促进实用手册［M］. 兰州：甘肃科学技术出版社.

倪铁军，2018. 校园文化建设的理论与实践［M］. 北京：光明日报出版社.

聂静虹，2019. 健康传播学［M］. 广州：中山大学出版社.

施洪飞，方泓，2016. 中医食疗学［M］. 北京：中国中医药出版社.

孙昕霙，2020. 健康传播学教程［M］. 北京：北京大学医学出版社.

谭志洪，2016. 国医大师诊治心律失常文献整理与研究［D］.

广州：广州中医药大学.

汤忠钢，2020. 传统文化与人文精神［M］. 北京：光明日报出版社.

陶雨晨，郭燕玲，王子昕，等，2017. 小学中医药启蒙教育浅探［J］. 内蒙古中医药，36（13）：149－150.

滕春凤，陶晓雯，尹倩，等，2020. 基于体质的中医香疗在新冠肺炎治疗中的应用思路［J］. 现代中医药，40（5）：1－4.

田向阳，2017. 健康传播理论与实用方法［M］. 北京：人民卫生出版社.

田向阳，2017. 健康传播学［M］. 北京：人民卫生出版社.

田向阳，程玉兰，2016. 健康教育与健康促进基本理论与实践［M］. 北京：人民卫生出版社.

王丽彬，2020. 绘画艺术表达在大学生心理健康教育中的应用研究［J］. 艺术教育（10）：264－267.

王水香，陈庆元，2017. 古典文学与中医学［M］. 北京：中国中医药出版社.

吴宁，刘玉新，2018. 论新时代中国特色社会主义文化建设的内涵、意义和路径［J］. 马克思主义文化研究（2）：128－137.

习近平，2017. 决胜全面建成小康社会　夺取新时代中国特色社会主义伟大胜利——在中国共产党第十九次全国代表大会上的报告［M］. 北京：人民出版社.

肖畅，孙瑞华，刘梦，等，2017. 北京市医养结合定点机构周边社区老年人对医养结合的认可度调查［J］. 医学与社会，30（2）：22－25.

严小青，张涛，2011. 中国道教香文化［J］. 宗教学研究（2）：56－59.

易雪媛，张沁兰，2017. 医院图书馆促进医学科研人员心理健康的方法［J］. 内蒙古科技与经济（15）：160－161.

印会河，1984. 中医基础理论［M］. 上海：上海科学技术出版社.

张碧云，陈婧瑶，许文灏，2020. 中西方绘画艺术心理健康调节作用比较［J］. 浙江工业大学学报（社会科学版），19（2）：237-240.

张成，2018. 健康文化建设模型构建及其实证研究［D］. 成都：成都中医药大学.

张岱年，程宜山，2015. 中国文化精神［M］. 北京：北京大学出版社.

张劲柏，陈银海，傅晓宁，2018. 大力推进大健康理念下的健康文化建设［J］. 中国疗养医学，27（4）：446-448.

张沁兰，易雪媛，吕茜倩，2019. "健康中国"视角下的健康文化7S模型研究［J］. 价值工程，38（31）：114-116.

张仁庆，2014. 茶叶养生饮食［M］. 北京：中国社会出版社.

张婉君，2016. 公共卫生资源配置视角下公立医院改革研究［D］. 昆明：云南财经大学.

张慰丰，2012. 中西医文化的撞击［M］. 南京：南京出版社.

张自力，2008. 健康传播与社会：百年中国疫病防治话语的变迁［M］. 北京：北京大学医学出版社.

赵楠，2018. 健康文化的社会普及［J］. 人口与计划生育（10）：55-56.

郑南，孙丹，高丽娟，等，2019. 基于"健康中国"战略背景下中医药文化传播途径研究［J］. 中国医药导报，16（15）：132-135.

朱霁虹，2016. 基于中医传承辅助平台研究国医大师郭子光教授诊治慢性肾病的学术经验［D］. 成都：成都中医药大学.

邹宇华，王柳行，2016. 社会医学［M］. 2版. 北京：科学出版社.

佐斌，温芳芳，2017. 当代中国人的文化认同［J］. 中国科学院院刊，32（2）：175-187.